AIRWAY DENTISTRY

저자 **박인출, 김영훈**

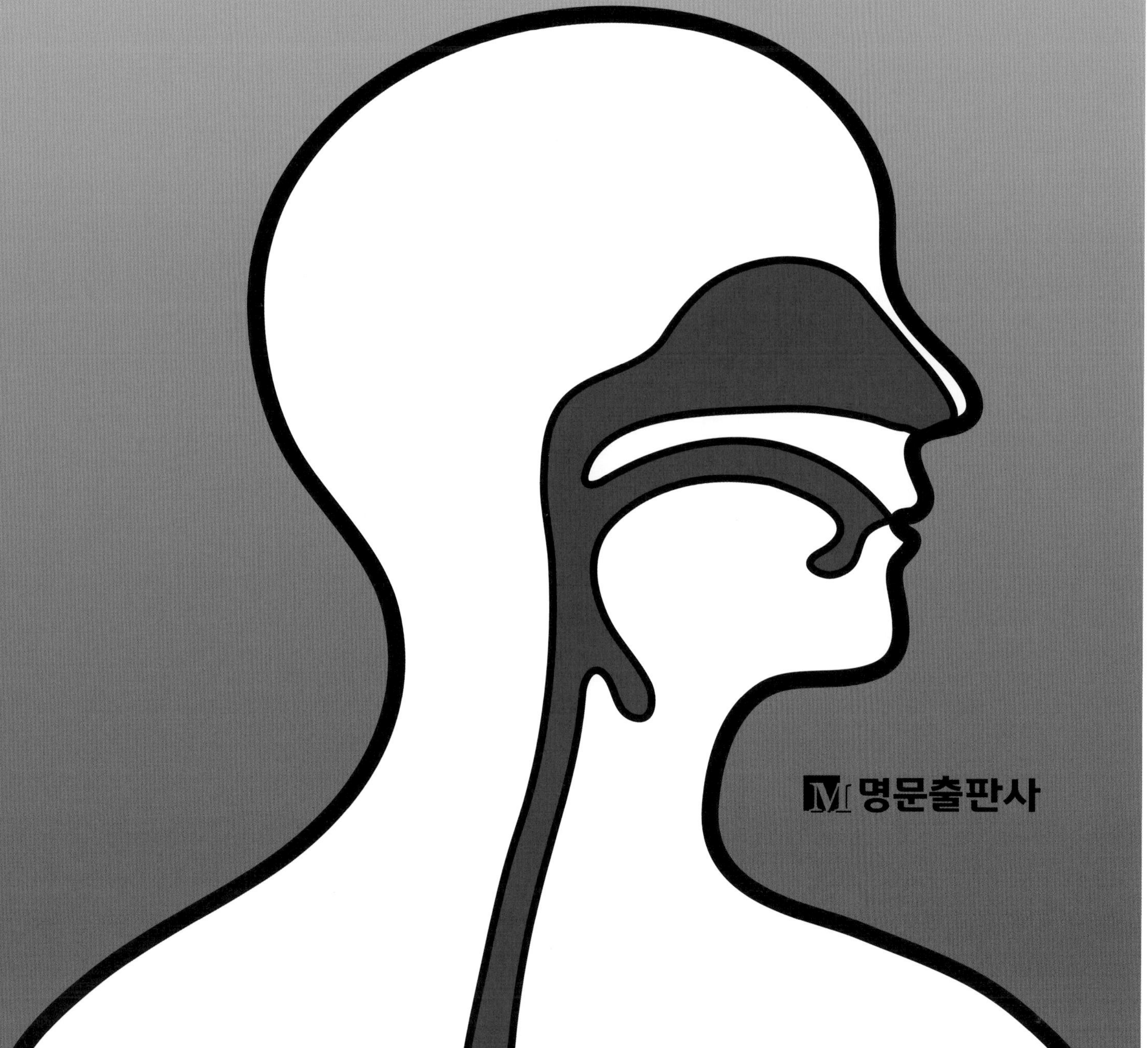

명문출판사

New Paradigm
in
Dentistry

Airway Dentistry

저자 약력

박인출

- 서울대학교 치과대학 졸업
- 미국 교정보드 전문의 (ABO)
- 서울대학교 두경부해부학 박사
- 전, 서울대학교 치과대학, 의과대학 외래교수

김영훈

- 경희대학교 치과대학 졸업
- 전, 가천의대 치과 주임교수
- 전, 미국 일리노이 주립대 치과대학 보철과 교수
- MDEI 일리노이 교육센터 대표

AIRWAY DENTISTRY

First edition PARK INCHOOL, KIM YOUNGHOON

MyungMun Publishing. Inc.
90, Dapsimni-ro 63-gil, Dongdaemun-gu, Seoul, Korea (02525)
Tel_ +82-2-2248-7586
Fax_ +82-2-2248-0598
e-mail_ mmayt@hanmail.net
Website_ www.teethbook.co.kr

Printed in Korea

AIRWAY DENTISTRY

New Paradigm in Dentistry

인 쇄 : 2026년 1월 5일
발 행 : 2026년 1월 20일
저 자 : 박 인 출, 김 영 훈
발 행 인 : 안 영 택
편 집 : 김 형 태
발 행 처 : 명문출판사
등 록 : 제 6-0212호 (1995년 1월 24일)
주 소 : 서울시 동대문구 답십리로63길 90
전 화 : (02) 2248-7586
팩 스 : (02) 2248-0598
홈 페 이 지 : http://www.teethbook.co.kr
I S B N : 978-89-6808-169-9

▪ 2026 | Airway Dentistry | 명문출판사 정가 : 80,000원

서 문

Airway Dentistry : 치의학의 새로운 지평을 열다

치과 진료는 오랫동안 치아와 잇몸을 중심으로 이루어져 왔습니다. 그러나 구강은 단순한 저작기관을 넘어, 호흡의 시작점이자 전신 건강과 직결되는 해부학적 핵심 구조물 입니다. 이러한 인식의 확장은 오늘날 치의학이 나아가야 할 방향에 중대한 시사점을 던지고 있으며, 그 중심에 Airway-Centered Dentistry, 즉 기도 중심 치의학이 있습니다.

Airway Dentistry는 호흡은 생명 이라는 사실에 초점을 맞추고 있습니다. 우리의 신체가 필요로 하는 공기가 충분하게 공급되지 못한다면, 호흡의 문제는 건강의 문제와 직결되게 됩니다. Airway Dentistry는 상기도(upper airway) 공간을 중심으로 구강 및 안모 구조를 재조정함으로써, 호흡 기능의 회복과 전신 건강의 개선을 도모하는 새로운 임상 패러다임입니다. 이는 단순한 국소적 문제 해결을 넘어 수면, 성장, 인지, 면역, 심혈관계 기능에 까지 영향을 미치는 전신적 접근법으로서, 의학과 치의학의 경계를 넘어 통합적 진료의 길을 제시하고 있습니다.

본서는 Airway Dentistry의 개념적 기반에서 출발하여, 진단기준, 치료 프로토콜, 최신 임상응용 사례, 그리고 환자 커뮤니케이션 전략에 이르기 까지 임상적으로 적용 가능한 전 범위의 내용을 포괄적으로 다룹니다. 특히, 실제 진료 환경에서 직접 적용할 수 있도록 구체적이고 구조화된 실무 지침을 제공함으로써, 치과의사 뿐 아니라 의료 전문가들에게도 실질적인 도움을 주고자 합니다.

최근 수면의학, 성장의학, 신경과학, 면역학 등 다양한 분야에서 기도 협착 및 기능 저하가 전신 질환과 밀접하게 연결되어 있음이 속속 밝혀지고 있습니다. 비강협착, 구강호흡, 수면무호흡, 성장지연,인지기능 저하, 심혈관 질환은 모두 기도 구조와 기능의 영향을 받으며, 이러한 사실은 치과의사가 단지 구강 영역의 전문가에 머물러서는 안 된다는 점을 시사합니다.

특히,성장기 아동을 위한 BGA(Brain Growth Appliance)는 기도 확보와 두개 안면 성장 유도를 동시에 가능케 하여 수면 질 향상, 집중력 강화, 인지 발달에 기여하는 다학제적 치료 장치로 주목받고 있습니다. 성인 환자에게 적용되는 ONORA(Oxygen, Nitric Oxide Reverse-aging Appliance)는 기존의 보조적 수면 치료 장비와는 달리,구강 및 기도 해부학적 재구성을 통해 수면, 비염, 수면무호흡 장애, 얼굴노화, 만성피로 등을 근본적으로 개선하는 접근을 가능하게 합니다

Airway Dentistry는 이러한 통합적 이해를 기반으로 진단에서 치료까지 전주기를 다루는 새로운 전문영역 입니다. 이 접근은 지능 및 인성발달, ADHD 및 자폐 치료, 심지어 암과 치매 예방에 이르기 까지 적용 가능성이 논의되고 있으며, 뇌 기능 및 자율신경계와의 연결성을 토대로 치과 진료의 경계를 재정립하고 있습니다.

또한 Airway Dentistry는 치의학과 의학 간의 경계를 잇는 임상적 브릿지로서, 다양한 의료 분야들 간의 협업 가능성을 확대하고, 향후 치과 산업과 진료 패러다임의 확장을 이끄는 주요 축이 될 것으로 기대됩니다.

이 책은 단순한 이론서가 아닌, 치의학의 미래를 구체화하고 실천하는 임상 플랫폼 입니다. 치과의사, 의사, 그리고 의료 전문가들이 함께 호흡, 수면, 성장, 뇌 발달, 전신 건강을 통합적으로 이해하고 다룰 수 있는 관점을 제시하고자 하였습니다. Airway Dentistry가 가져올 치의학의 변화가, 더 건강한 사회와 환자의 삶의 질 향상으로 이어지기를 기대합니다.

이 책을 저술하는데 주변의 많은 사람들로부터 도움을 받았습니다. 특히 이승재, 주석훈 두분에게 특별한 감사를 표합니다.

2026. 저자일동

목 차

Chapter 1 | Airway Dentistry의 개념과 역사적 배경

1장. 치과의 새로운 패러다임 : 왜 지금 Airway인가? 12
2장. 숨길중심치의학– 잊혀진 연결고리 14
3장. Airway의 해부학 구조와 생리적 기능 20
4장. Airway Dentistry의 진화 : 세계적 동향 24
5장. Airway 개념의 역사적 이해와 발전 26

Chapter 2 | 성장기 환자를 위한 Airway적 접근

1장. 숨길의 중요성 35
2장. 숨길과 아동 발달 36
3장. 호흡과 뇌– 산소가 만드는 뇌의 힘 38
4장. 코호흡과 산화질소 39
5장. 얼굴과 숨길– 현대인의 두개골이 변한다 40
6장. 성장기 Airway 평가 42
7장. 성장기 아동의 Airway 문제 및 사례 44

Chapter 3 | BGA(Brain Growth Appliance, 뇌 발달 촉진 장치)

1장. 개발 배경 47
2장. 턱뼈 성장발육 49
3장. 뇌 성장발육 50
4장. BGA 디자인 52
5장. BGA 효과 53
6장. BGA 치료시기 59
7장. BGA와 두뇌발달 60
8장. BGA 치료사례 68
9장. 기타 78

Chapter 4 | 성인 환자를 위한 Airway적 접근

1장. 성인 환자의 호흡개선 81
2장. 성인 환자에서 Airway 개선용 치료방법 84
3장. 성인 환자의 Airway 치료의 임상적 고려사항 89
4장. Airway Dentistry Lifetime 90
5장. 성인 환자의 Airway 치료(기타) 91

Chapter 5 | Airway Dentistry의 치과 경영 전략

1장. 환자 설득과 커뮤니케이션 97
2장. Airway Dentistry의 마케팅 전략 105
3장. 성인 환자의 상담 방법 110
4장. 어린이 환자의 상담 방법 112
5장. 치과 미래시장 전망은? 115
6장. Airway Dentistry의 전망은? 116
7장. Airway Dentistry 성공을 위한 제언 118

Chapter 6 | 부록

1장. Airway Orthodontics 122
2장. Myofunctional Therapy 127
3장. IQ 클리닉 130
4장. Airway Centered Dentistry의 진화론적인 고찰 141
5장. 산화질소와 치과의사 152

Chapter 1

Airway Dentistry의 개념과 역사적 배경

1장. 치과의 새로운 패러다임 : 왜 지금 Airway인가?

2장........................ 숨길중심치의학– 잊혀진 연결고리

3장.................. Airway의 해부학 구조와 생리적 기능

4장............ Airway Dentistry의 진화 : 세계적 동향

5장...................... Airway 개념의 역사적 이해와 발전

제1장. 치과의 새로운 패러다임 : 왜 지금 Airway인가?

1. 기존 치과 진료의 한계

기존의 치과 진료는 주로 치아와 치주조직의 문제에 집중하여, 충치의 치료, 잇몸질환의 예방, 교정치료를 통한 치열 개선, 보철물 제작을 통한 저작기능 회복 등에 중점을 두어 왔다. 이러한 국소적 접근은 분명히 중요한 가치를 지니나, 구강 내 구조가 전신 건강과 깊이 연결되어 있다는 점을 간과해 왔다는 점에서 한계를 가진다.

예를 들어, 교합이나 치아 배열은 단지 외형적인 문제만이 아니라, 턱뼈의 위치, 혀의 운동, 호흡기계의 공기 흐름 등 다양한 생리적 기능과 연계된다. 하지만 전통적 치과 영역은 이러한 기도 기능 및 호흡 패턴의 문제를 '치과 외적' 요소로 간주하며 진료 영역 밖으로 밀어내는 경향이 강했다. 그 결과, 수면 중 코골이나 수면무호흡증, 입호흡 습관, 성장 지연, 행동장애 등은 치과적 평가 대상에서 제외되었으며, 이는 결국 환자의 전신 건강에 중대한 간과를 초래해 왔다.

2. Airway의 전신 건강과의 연관성

기도(airway)는 단순한 공기의 통로가 아니다. 기도는 뇌로 향하는 산소의 경로이며, 전신적인 항상성 유지에 필수적인 생리적 구조물이다. 기도가 협착되면 산소 공급이 저하되고, 이는 수면의 질을 저하시킬 뿐 아니라, 성장 호르몬 분비 억제, 면역력 저하, 피로 누적, 집중력 저하, 심지어는 심혈관계 질환이나 대사 이상으로까지 연결된다.

특히 만성적인 저산소증은 인지기능 저하, 우울감, 불면증, 비만, 당뇨병, 고혈압 등 현대인의 대표적인 만성 질환과 직결된다. 이렇듯 기도는 단지 호흡을 위한 구조물이 아니라, 전신 건강의 출발점이며, 건강한 삶을 위한 관문이라 할 수 있다.

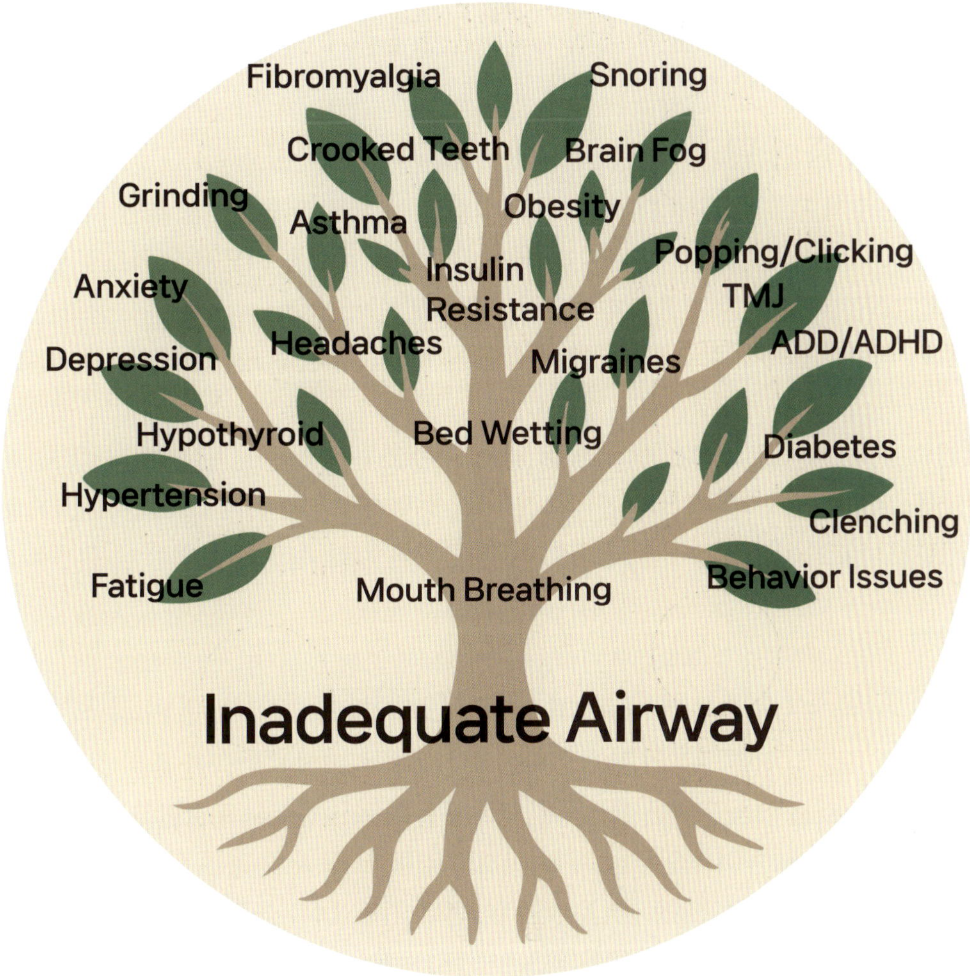

3. 치과의 역할 변화

이러한 인식의 변화는 치과의사의 역할을 재정의하게 만든다. 이제 치과는 충치를 치료하고 보철물을 제작하는 기술 중심의 영역에서 벗어나, 기도 건강을 중심으로 전신 건강을 향상시키는 통합적 건강관리의 일환으로 진화하고 있다. 특히 성장기 아동에서는 턱뼈와 치열의 성장이 기도 공간 형성에 직접적인 영향을 미치므로, 치과적 개입을 통해 기도의 올바른 성장을 유도하는 것이 가능하다.

성인 환자의 경우에도 구강장치(예: MAD, ONORA)나 근기능 훈련, 설근 위치 교육 등을 통해 수면 중 기도 협착을 완화하고, 수면 질을 개선하여 삶의 질을 높일 수 있다. 더 나아가, 전신 건강과 삶의 질에 긍정적인 변화를 이끌 수 있다는 점에서 치과의 역할은 '구강 치료자'를 넘어선다.

제2장. 숨길 중심 치의학 –잊혀진 연결고리

1. 치의학의 국소 중심 한계와 숨길 중심 치의학의 등장

전통적인 치의학은 충치 치료, 치주 질환의 관리, 교정 치료, 보철 및 임플란트를 통한 저작 기능 복원 등에 중점을 두어왔다. 이러한 접근은 치과를 구강 내 국소 구조물의 문제를 다루는 영역으로 한정짓는 결과를 낳았다. 그러나 이러한 국소 중심 치료는 해부학적 구조물인 "기도(airway)"의 중요성과 그 기능적 역할을 간과함으로써, 환자의 전신 건강과 삶의 질에 중대한 영향을 미치는 중요한 연결고리를 놓치고 있었다.

실제로 하악골의 후퇴, 상악궁의 협소, 혀의 낮은 위치, 구개고의 증가 등은 단순히 치열이나 외모 문제로 보이지만, 상기도 공간을 협소하게 만들어 만성적인 호흡 장애를 유발하는 주요 요인이 된다. 이는 단지 구조적 변화에 그치지 않고 수면의 질 저하, 집중력 장애, 면역력 약화, 심혈관계 이상 등 전신적 문제로 연결된다.

2. 숨길 중심 치의학(Airway-Centered Dentistry)의 개념과 의의

숨길 중심 치의학은 구강 및 악골 구조가 단지 치아의 배열이나 심미성에 영향을 주는 것에 그치지 않고, 환자의 기도 공간 확보와 호흡 기능 유지에 핵심적인 역할을 한다는 인식에서 출발한다.
턱뼈의 전후·횡적 위치, 혀의 높이와 안정성, 구개 아치의 깊이, 비강 저항 등은 모두 기도의 개방성에 영향을 주며, 이는 다시 산소 공급, 산화질소 공급, 수면 질, 면역 기능, 대사 균형, 신경인지 기능에 이르기까지 전신 생리에 깊은 영향을 미친다. 따라서 기도 확보는 단지 호흡의 문제가 아니라 삶의 질, 성장, 뇌 기능과 직결된 핵심 과제로 간주된다.

3. 기도 구조와 호흡 패턴의 해부학적·기능적 연관성

하악이 후방 위치할 경우, 설근은 후방으로 전위되어 기도를 압박하고 수면 중 폐쇄성 수면무호흡증(OSA)의 발생 기전이 강화된다. 상악이 협소하면 비강 저항이 증가하고 비강호흡이 어려워지며, 입호흡이 습관화된다. 입호흡은 혀를 저위 위치로 고정시키며 상악 성장을 저해하여 기도를 더욱 협소하게 만드는 악순환을 형성한다.

또한 비중격 만곡, 하비갑개 비대, 편도 및 아데노이드 비대와 같은 비강 내 해부학적 이상은 코막힘과 입호흡을 유발하며, 이는 다시 두개안면골의 성장 패턴에 악영향을 미친다. 특히 성장기 아동은 두개안면골이 유연하고 성장 중이므로, 이러한 구조적 요인은 안면 성장 방향 및 뇌 발달에 영향을 미친다. 이는 조기 개입의 임상적 정당성을 뒷받침하는 중요한 근거가 된다.

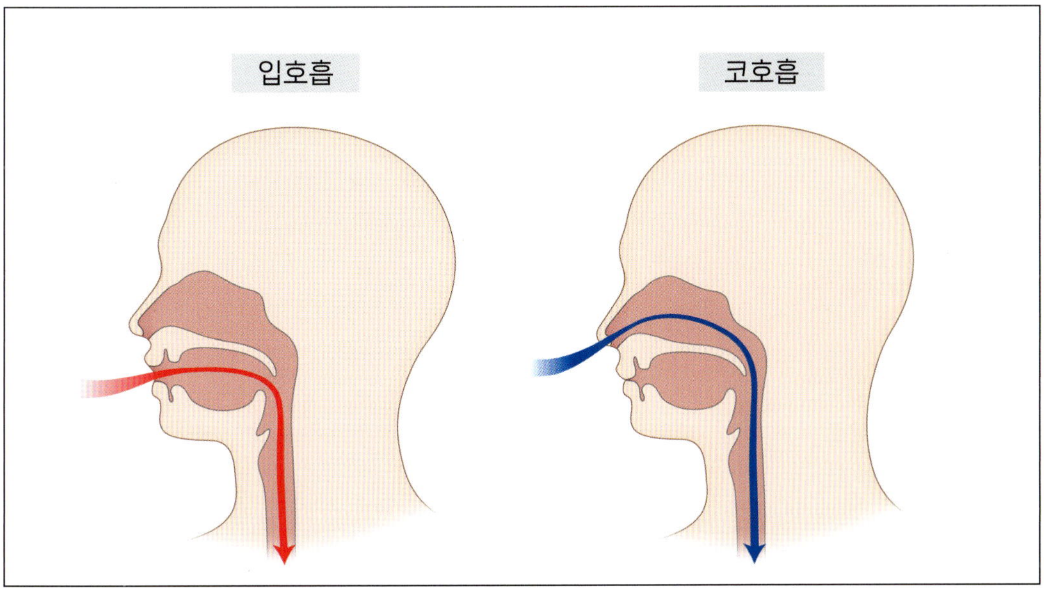
입호흡
코호흡

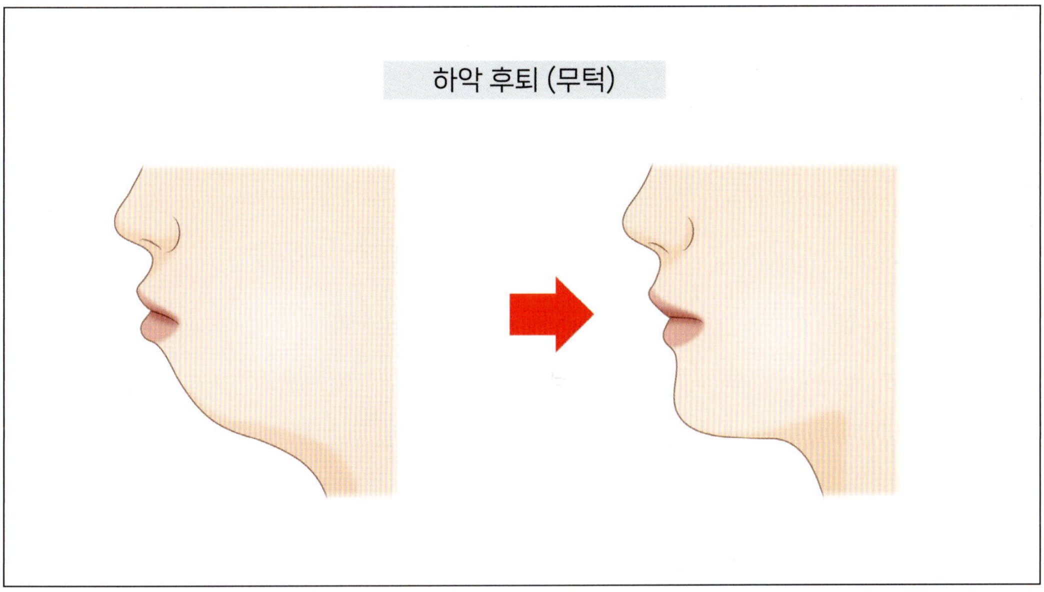
하악 후퇴 (무턱)

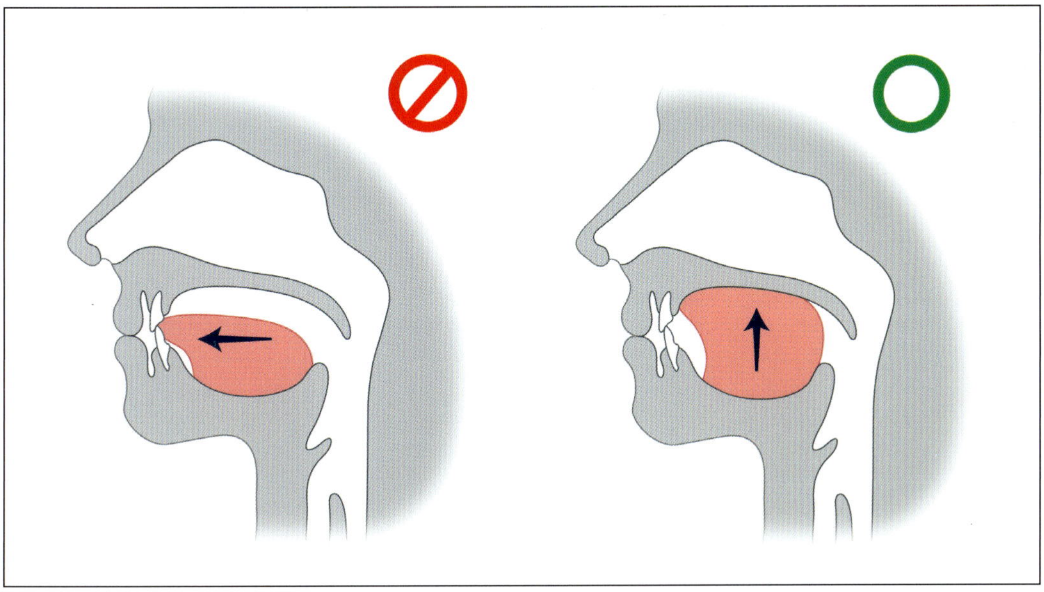

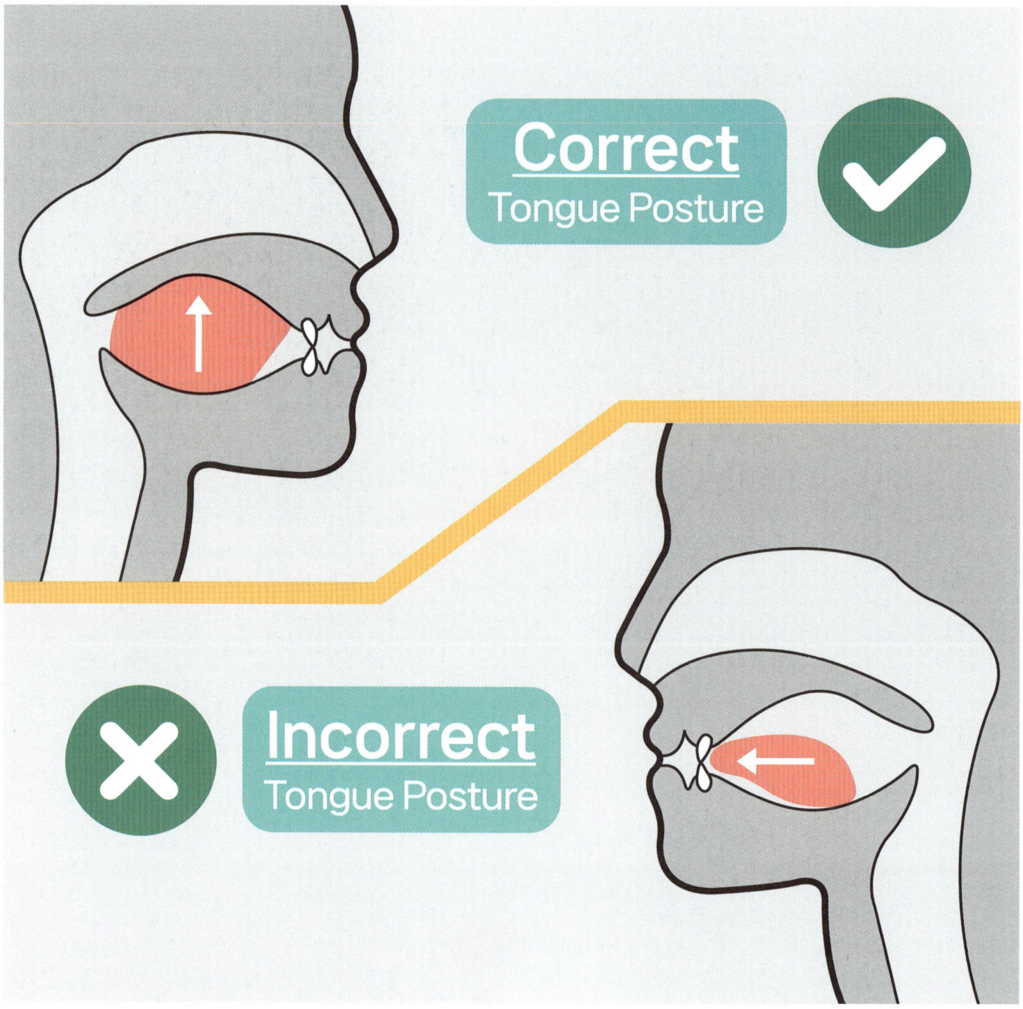

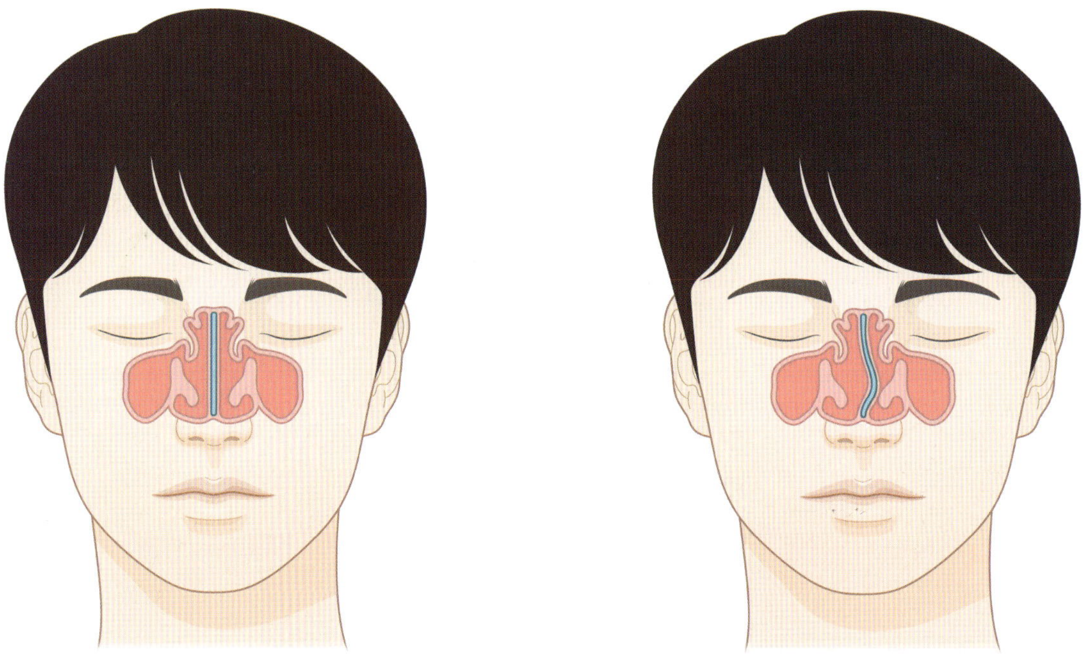

비중격 만곡

4. 숨길장애(Airway-Centered Disorder)의 정의와 병태생리

숨길장애는 상기도 공간의 협착 또는 폐쇄로 인해 정상적인 공기 흐름이 방해받는 상태를 말하며, 다양한 해부학적 원인(하악 후퇴, 상악 협소, 편도 및 아데노이드 비대, 혀의 낮은 위치, 설소대 단축, 비중격 만곡 등)이 복합적으로 작용한다.

병태생리적으로 숨길장애는 다음과 같은 메커니즘을 통해 전신적 영향을 미친다:

- 수면 중 상기도 폐쇄
- 반복적인 간헐적 저산소증(intermittent hypoxia)
- 교감신경 항진(sympathetic hyperactivity)
- 수면 구조의 단편화(sleep fragmentation)
- 성장호르몬 분비 저하 및 염증성 사이토카인 분비 증가
- 인슐린 저항성 증가 및 대사 기능 저하
- 전두엽 기능 저하 및 기억력 장애

결과적으로 숨길장애는 단일 해부학적 질환이 아니라 전신의 다양한 생리 시스템에 영향을 미치는 복합적 병태 생리학적 상태로 이해되어야 한다.

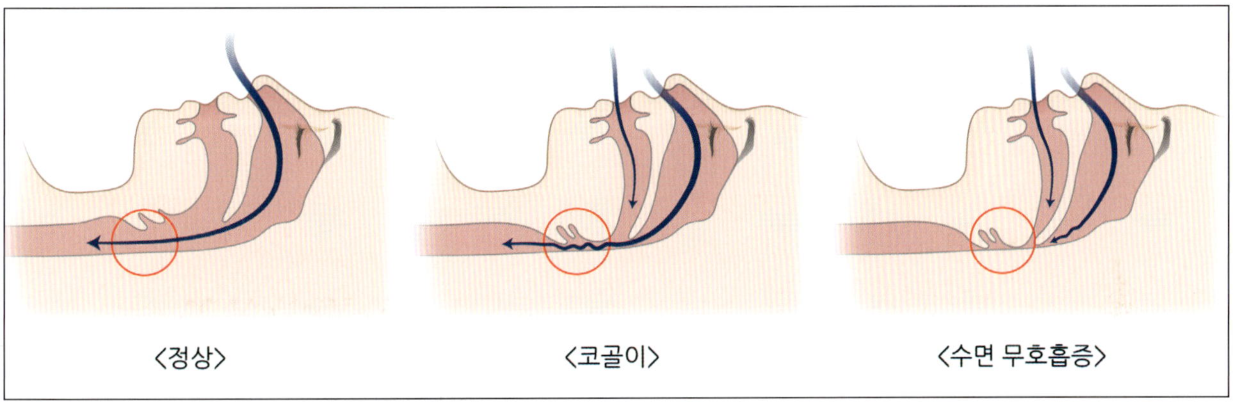

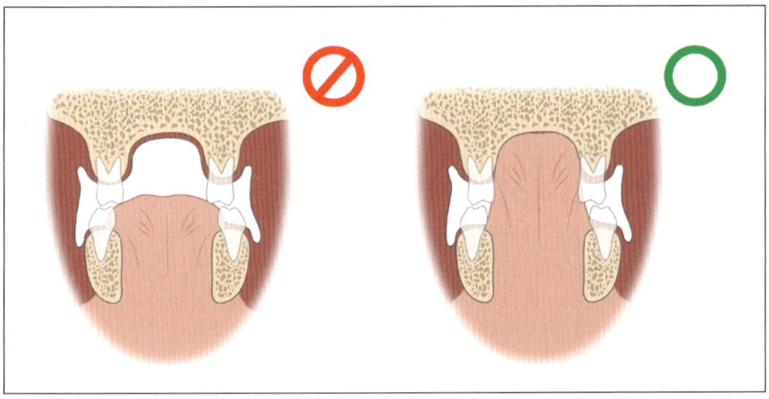

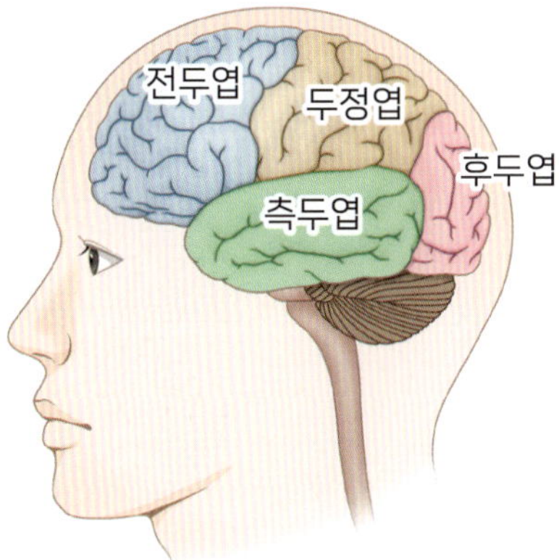

5. 임상적 개입 : 구조와 기능의 통합적 접근

1. 상악 확장 장치 (RPE, MSE) : 상악골의 횡적 확장을 통해 비강 저항 감소, 비강 통기 개선, 기도 부피 증가
2. 하악 전진 장치 (MAD) : 하악 전방 이동을 통해 설근 위치를 개선하고 수면 중 기도 개방 유지
3. 구강 근기능요법 (Myofunctional Therapy): 입술 폐쇄력 강화, 혀 위치 안정화, 비강호흡 회복, 저작근 기능 향상
4. 설소대 절제술 및 혀 위치 훈련 : 혀의 운동성 증가를 통해 설근 후방 침하 방지 및 기도 협착 완화
5. 수면 자세 교정, 입호흡 억제 전략 : 수면 중 기도 협착 최소화 및 수면 질 향상

이러한 치료는 국소 교합 개선에 그치지 않고, 뇌로 향하는 산소 공급 개선, 수면 구조 정상화, 전신 건강 회복으로 이어지는 다계통 개입(multi-system intervention)의 일환으로 간주된다.

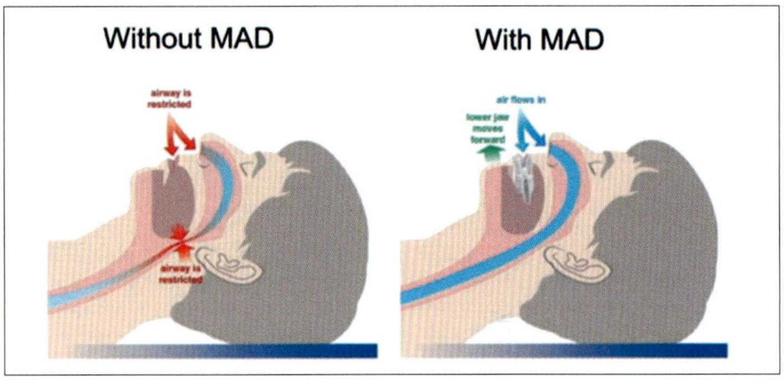

6. 전신 건강과의 연계성: 산소 공급과 다기관 병태생리

기도 협착으로 인한 산소 공급 저하는 다음과 같은 주요 전신 질환과 밀접하게 연결된다:

- 심혈관계 : 고혈압, 부정맥, 심근경색, 뇌졸중
- 대사계 : 제2형 당뇨병, 인슐린 저항성, 복부비만
- 신경계 : 주간 졸림증, 기억력 저하,
  인지 기능 저하, 우울, 불면증
- 면역계 : CRP, IL-6 증가를 동반한 전신 염증성 상태
- 소아기 발달 : 성장호르몬 분비 감소, 안모 변형, 학습능력 저하

기도 문제는 결국 다기관 기능장애증후군(multi-organ dysfunction syndrome)의 주요 원인으로 간주될 수 있다.

7. 조기 개입의 임상적 가치

성장기 아동은 안모와 기도 구조의 형성이 진행 중이므로, 조기 진단 및 개입은 예후에 결정적인 차이를 만든다. 대표적인 진단·개입 전략은 다음과 같다:

- CBCT, PSG, Rhinomanometry를 통한 기도 형태 및 기능 평가
- 상악 확장, 하악 전진, 구강 근기능 재훈련의 통합 적용
- 설소대, 편도, 아데노이드 상태의 평가와 필요 시 협진 개입
- 입호흡 습관과 수면 자세의 행동 교정 전략

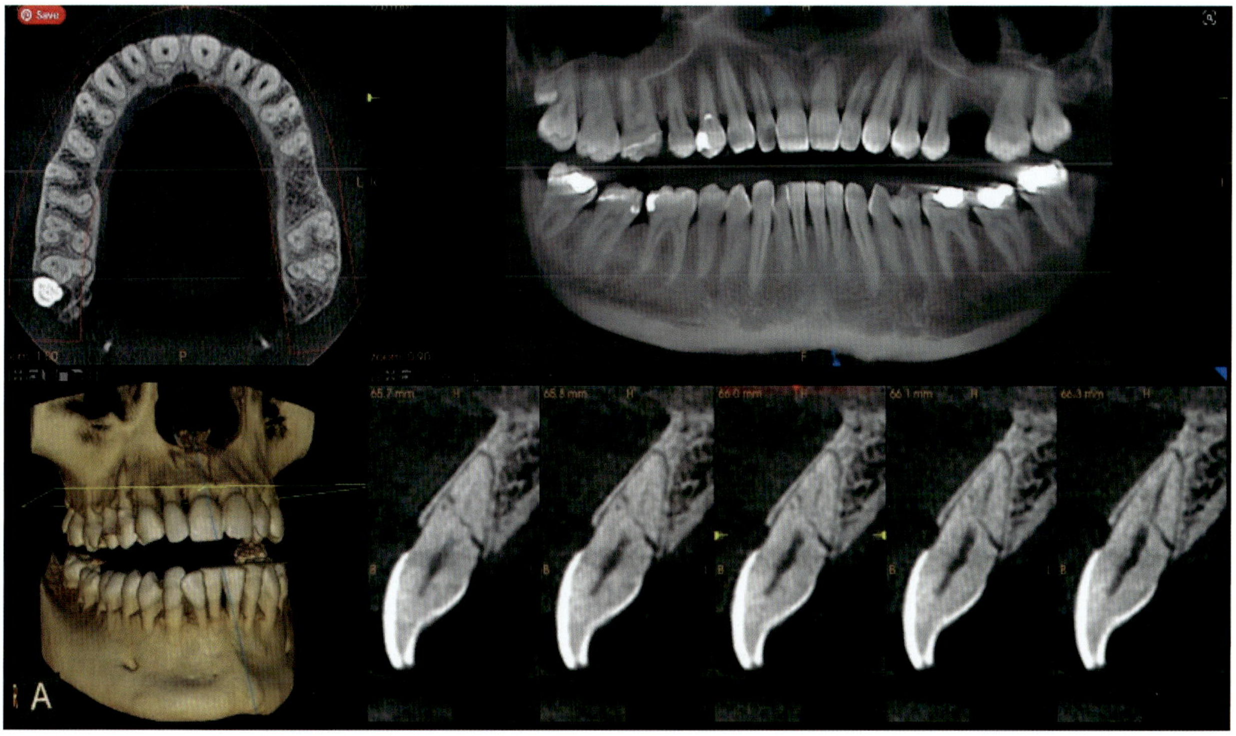

이는 단지 교정적 목적을 넘어서, 정상적인 뇌 발달, 정서 안정, 학습능력 향상, 만성 질환 예방 등 전신 건강을 보호하는 핵심 수단이 된다.

8. 숨길 확보는 의학적·윤리적 책무이다

의료인은 생명 유지와 기능 회복을 최우선 가치로 삼아야 하며, 기도 개방성과 호흡 기능의 확보는 그 출발점이다. 기도 문제를 방치하는 것은 산소 공급과 산화질소 공급의 제한을 방치하는 것이며, 이는 뇌 기능, 면역 기능, 심장 기능 모두에 부정적 영향을 미칠 수 있다.

숨길 중심 치의학은 단순한 기술적 치료를 넘어, 현대 의학이 회복해야 할 생명 중심의 윤리적 사명이다. 치과의사는 이제 충치나 보철치료를 넘어서, 환자의 생리적 기능을 회복하고 전신 건강을 설계하는 숨길의 전문가이자 생리기능 수호자가 되어야 한다.

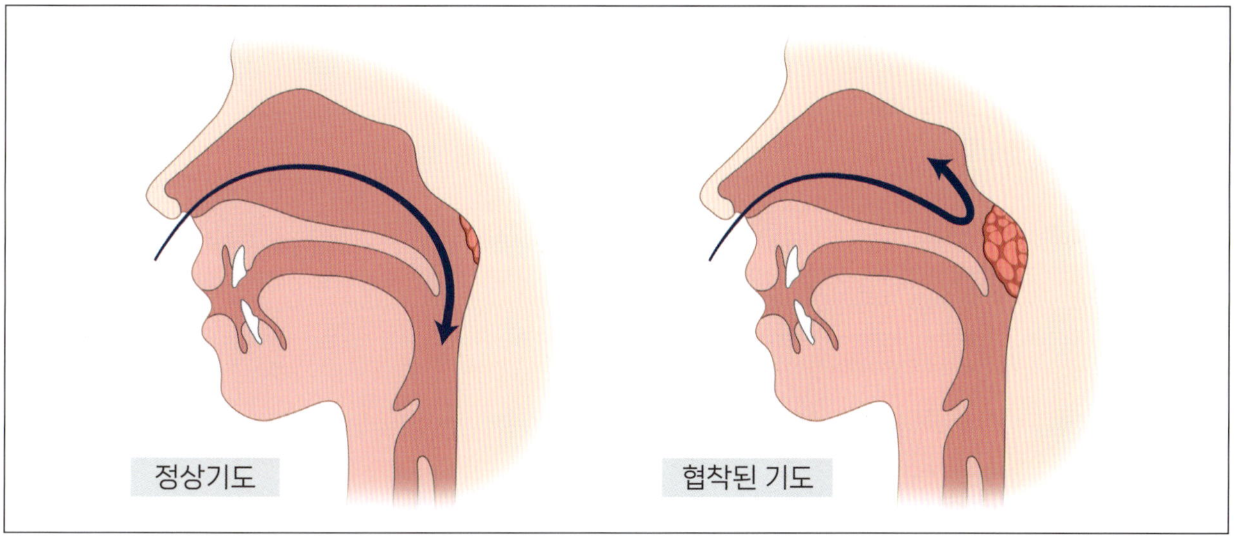

제3장. Airway의 해부학적 구조와 생리적 기능

1. 상기도와 하기도의 해부학적 구조

호흡기는 해부학적으로 상기도(Upper Airway)와 하기도(Lower Airway)로 구분된다. 상기도는 외부 공기가 폐에 도달하기 전 통과하는 초기 경로로, 비강(nasal cavity), 비인두(nasopharynx), 구인두(oropharynx), 후두부(larynx)로 구성된다. 하기도는 기관(trachea), 기관지(bronchi), 세기관지(bronchioles), 폐포(alveoli)로 구성되어 있으며, 이 부위에서 실제 가스 교환이 이루어진다.

상기도는 해부학적으로 협착이 발생하기 쉬운 구조적 특성을 지닌다. 특히 비강, 연구개, 설근, 편도조직, 설소대 등의 위치와 크기 변화는 기도 저항의 주요 원인이 된다. 예를 들어, 편도와 아데노이드가 비대해질 경우 비인두와 구인두의 기도 공간이 급격히 좁아지며, 이로 인해 비강호흡의 저하와 입호흡 습관이 형성된다.

하기도는 기관을 중심으로 분지되는 기관지 및 세기관지로 이어지며, 이 구조는 폐포에서의 산소와 이산화탄소 교환 기능을 담당한다. 그러나 상기도의 협착이 발생할 경우, 하기도의 정상적인 기능 수행도 간접적인 영향을 받게 되므로, 기도 문제는 단지 상부의 국소적 문제가 아닌 전신적 호흡 기능과 직결된다.

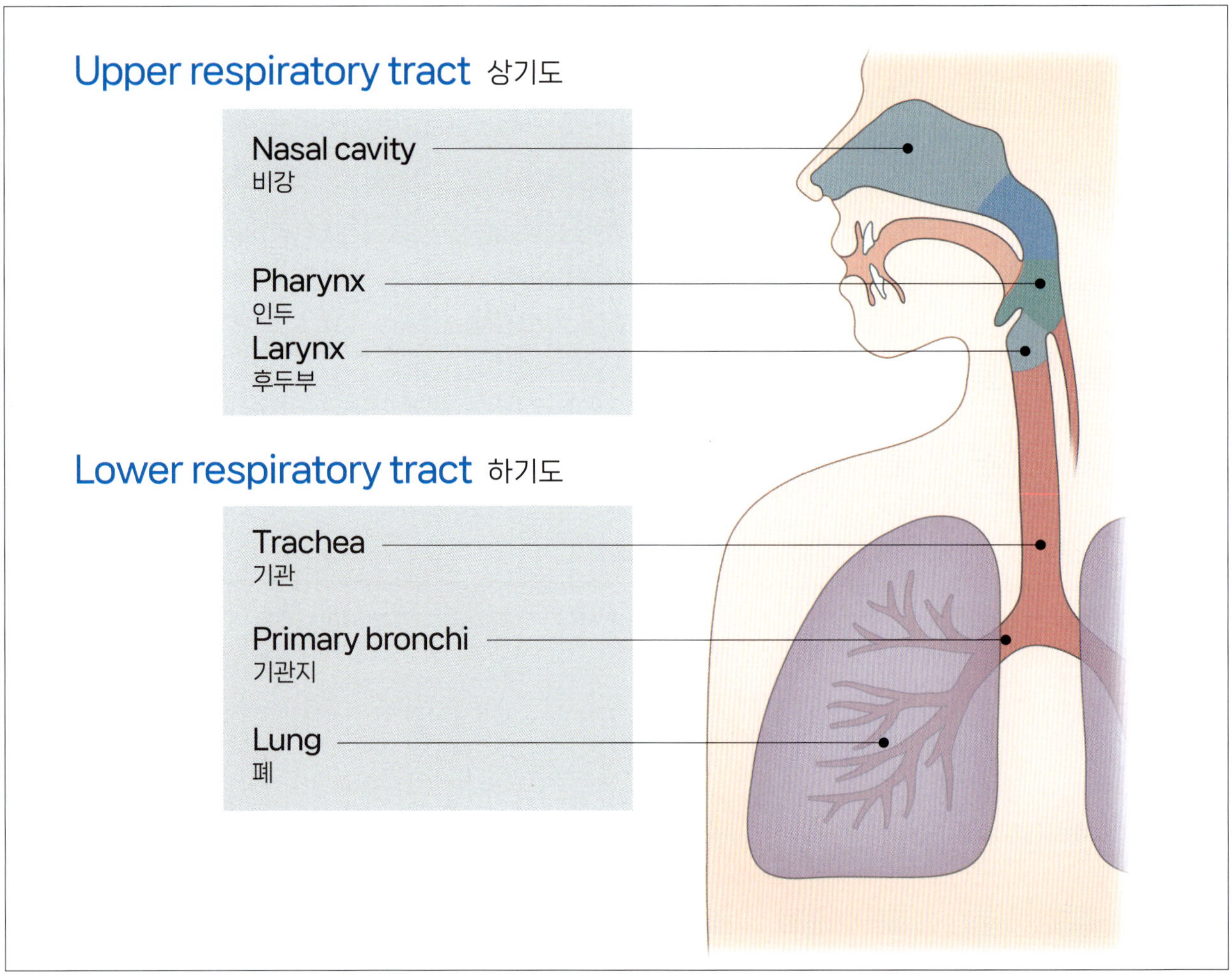

2. 비강호흡과 구강호흡의 생리적·면역학적 비교

비강호흡은 인체가 진화적으로 최적화한 기본적인 호흡 경로이다. 비강 내 점막은 공기를 가온하고 가습하며, 섬모운동과 점액층은 미세먼지, 박테리아, 바이러스와 같은 유해입자를 여과하는 역할을 수행한다. 특히, 비강 상피에서는 산화질소(Nitric Oxide, NO)가 생성되며, 이는 혈관 확장, 면역 조절, 항균 작용 등 다방면에서 생리적 이점을 제공한다.

반면, 구강호흡은 보조적이며 병리적인 호흡 경로이다. 비폐색, 알레르기성 비염, 아데노이드 비대 등의 이유로 비강호흡이 어렵게 되면, 인체는 자동적으로 구강호흡을 사용하게 된다. 그러나 구강은 비강과 달리 외부 입자에 대한 방어 기능이 부족하며, 공기의 가습과 여과 기능이 결여되어 있다. 그 결과 구강호흡은 기도 점막을 건조시키고, 잇몸 염증, 치주 질환, 상악의 협소화, 혀의 저위 위치, 수면 질 저하 등 다양한 병리적 문제를 유발한다.

특히 성장기 아동에서 만성적인 구강호흡은 안모 성장 패턴에 직접적인 영향을 미친다. 하안모의 수직적 성장 과도, 상악 협소, V자형 구개고 형성 등은 구조적 기도 협착을 유도하며, 이는 다시 수면 무호흡, 집중력 저하, 학습장애 등의 전신적 문제로 이어질 수 있다.

코호흡과 입호흡의 차이

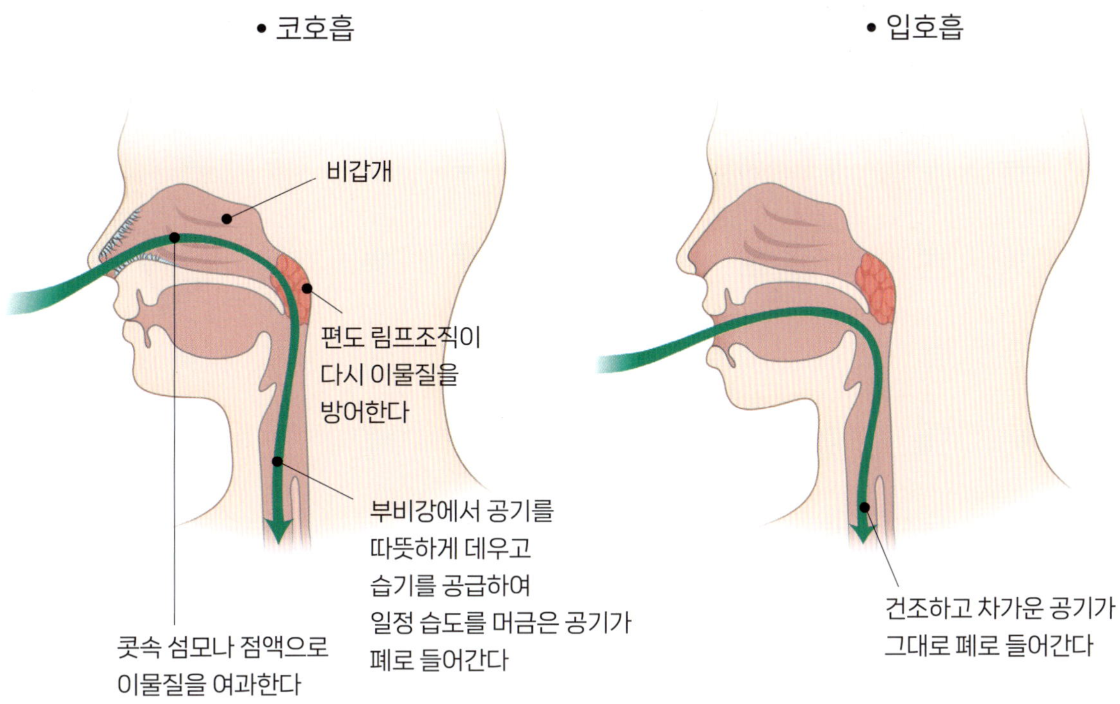

항목	코호흡 (Nasal Breathing)	입호흡 (Mouth Breathing)
산소 흡수율	높음 (산화질소 분비로 산소 공급 향상)	낮음 (깊은 호흡 어려움, 산소 회수율 저하)
온도/습도 조절	있음 (코점막과 섬모의 자연조절)	없음 (건조하고 차가운 공기 직접 유입)
미세 이물질 정화	존재 (코털 , 점액으로 여과 작용)	없음 (미세먼지 및 병원균이 폐로 직접 유입)
편도/아데노이드 염증	위험 낮음	비대, 염증 유발 가능성 높음
뇌 기능	집중력 향상, 기억력 증진	집중력 저하, 산소 부족으로 인지기능 저하
수면 질	숙면 유도, 수면무호흡 감소	코골이, 수면무호흡 유발
구강 건강	침 분비 유지 , 충치 · 염증 감소	구강건조, 충치, 구취, 잇몸병 증가
자세	바른 자세 유지, 신체 안정	전방두부자세, 거북목 유발 가능
정서 안정	부교감 신경 활성 → 차분함	교감신경 과활성 → 불안, 과잉행동 증가
호흡 리듬	깊고 안정된 호흡	얕고 불규칙한 호흡, 과호흡 경향

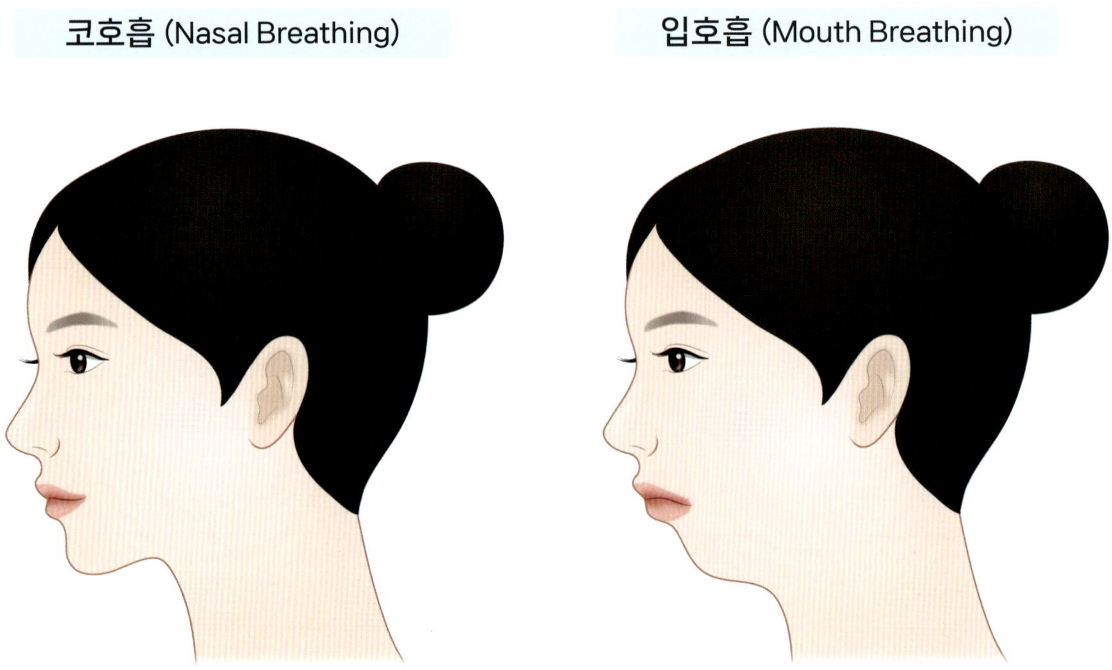

3. 성장기와 성인기의 기도 구조 및 기능 변화

성장기는 두개안면골이 활발히 성장하는 시기로, 기도 구조도 함께 형성되어 간다. 이 시기의 상악궁 확장, 하악 전방 이동, 혀 위치 교정 등은 기도 공간을 넓히고, 비강호흡 패턴을 회복시키는 데 매우 효과적이다. 조기 개입을 통해 정상적인 호흡 경로를 회복시키면, 장기적으로는 안모의 조화, 집중력 향상, 수면 질 개선, 행동 안정 등 긍정적인 전신 효과를 얻을 수 있다.

반면, 성인기는 두개안면골의 성장이 완료된 이후로, 골격 구조의 변형이 제한적이다. 이 시기에는 주로 기능적 보조장치(MAD등)를 통해 하악의 전방 이동을 유도하거나, 설근의 위치를 개선함으로써 기도 공간을 확보하는 방법이 사용된다. 또한 수면 자세 교정, 혀 위치 훈련, 코 호흡 유도 등 비수술적 개입도 함께 병행하여 증상의 호전을 도모한다.

성인의 기도 협착은 이미 수면무호흡증, 고혈압, 당뇨병, 인지저하와 같은 만성적 전신 질환과 연관되어 있을 가능성이 높기 때문에, 호흡 기능 회복을 통한 전신 건강 개선이라는 통합적 치료 목적이 필요하다.

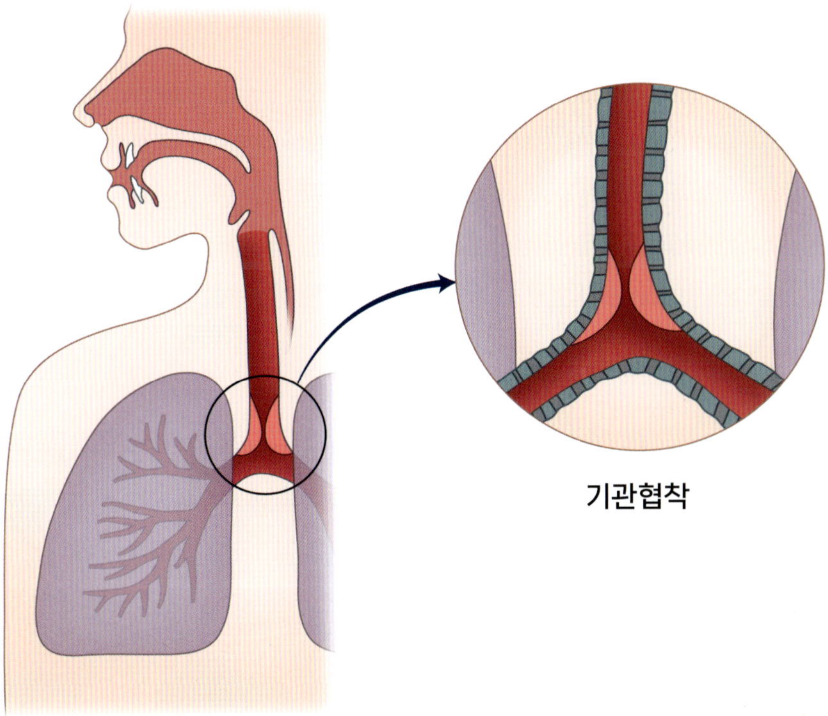

기관협착

4. 임상적 시사점

기도의 해부학적 구조와 생리적 기능에 대한 이해는 숨길 중심 치의학의 기본 토대이다. 치과 진료에서 기도 구조를 정밀하게 평가하고, 비강호흡 회복을 목표로 하는 치료 전략을 수립하는 것은 이제 선택이 아닌 필수가 되었다. 특히 CBCT(3차원 콘빔 CT), 수면다원검사, 비강 저항 측정, 혀 위치 평가 등을 활용한 기도 진단 기술은 임상적으로 매우 유용한 도구로 자리 잡고 있다.

치과의사는 이제 단순히 치아를 치료하는 기술자가 아닌, 환자의 호흡과 삶의 질을 통합적으로 개선하는 전신건강의 조율자로써의 역할을 수행해야 한다. 해부학적 기도 구조에 대한 정확한 이해와 생리적 기능 회복을 위한 치료는 그 첫걸음이라 할 수 있다.

제4장. Airway Dentistry의 진화: 세계적 동향

1. 기존 치과 진료의 한계와 기도 문제 인식의 전환

전통적으로 치의학은 구강 내 구조물(치아, 치조골, 턱관절, 연조직 등)에 국한된 치료 영역을 중심으로 발전해왔다. 교정 치료는 치아의 배열을 조정하고, 보철은 결손 치아의 기능을 회복하며, 외과적 접근은 병소 제거 및 턱뼈의 구조 개선에 중점을 두었다. 이러한 진료 영역은 심미성과 저작 기능 향상이라는 명확한 목표를 중심으로 발전해 왔으나, 환자의 호흡 기능, 특히 기도(Airway)의 상태에 대한 체계적인 접근은 이뤄지지 않았다.

그러나 최근 들어 구강호흡, 상악 협소, 하악 후퇴, 혀의 낮은 위치 등 구조적 이상이 기도 협착과 밀접히 연관되어 있다는 임상적 관찰이 다수 보고되고 있다. 이러한 문제는 단순히 외형적 변화에 그치지 않고, 수면 질 저하, 성장 지연, 학습장애, 주의력 결핍장애(ADHD) 등 다양한 전신 증상과도 직결된다.

이러한 흐름은 기존 치과 진료의 프레임이 국소적 구조 개선에 머물러 있음을 재조명하게 했으며, 이제는 구강 구조와 기도 건강의 연관성을 통합적으로 고려하는 시스템 중심 진료 모델로의 전환이 필요하다는 인식이 확산되고 있다.

2. 치과 진료가 Airway 개선에 기여할 수 있는 근거와 임상적 필요성

임상적으로 상악 확장, 하악 전진 유도, 혀 위치 재조정 등의 치료는 단순히 구강 구조를 변화시키는 것에 그치지 않고, 기도 공간을 물리적으로 확장시키는 효과를 동반한다. 예를 들어, 상악골이 협소한 환자에게 구개확장을 하면 상악궁이 넓어지는 동시에 비강 저항이 감소하고 비강 통기성이 향상된다. 이는 코 호흡의 회복과 수면 중 산소 포화도의 상승으로 이어진다.

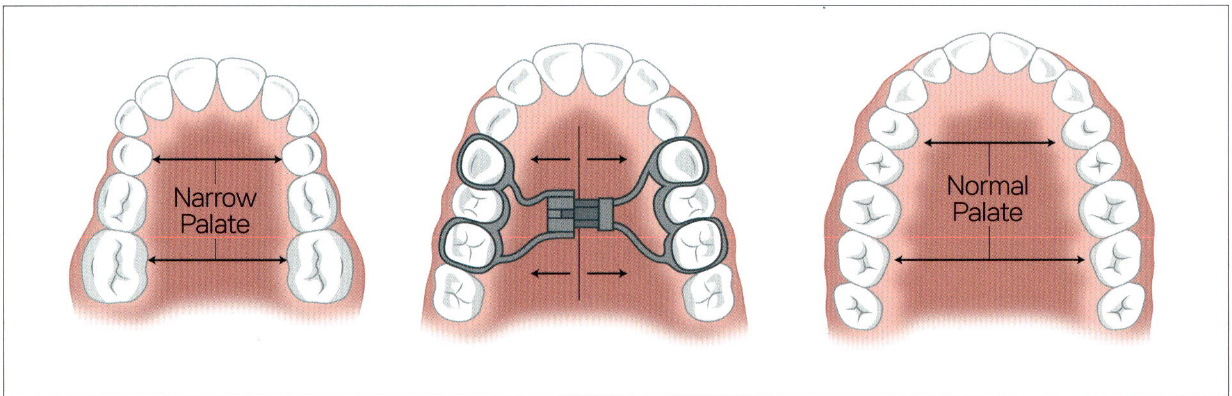

연구에 따르면 급속구개확장(RME)은 비강 저항을 평균 30% 이상 감소시키는 효과를 보이며, 수면 중 무호흡•저호흡 지표(AHI)의 현저한 개선으로도 이어진다. 또한, 성인 환자에게는 하악 전진 장치(MAD: Mandibular Advancement Device)를 적용함으로써 하악을 전방 유도하고 설근을 전진시키며, 기도의 후방 공간을 확보할 수 있다.

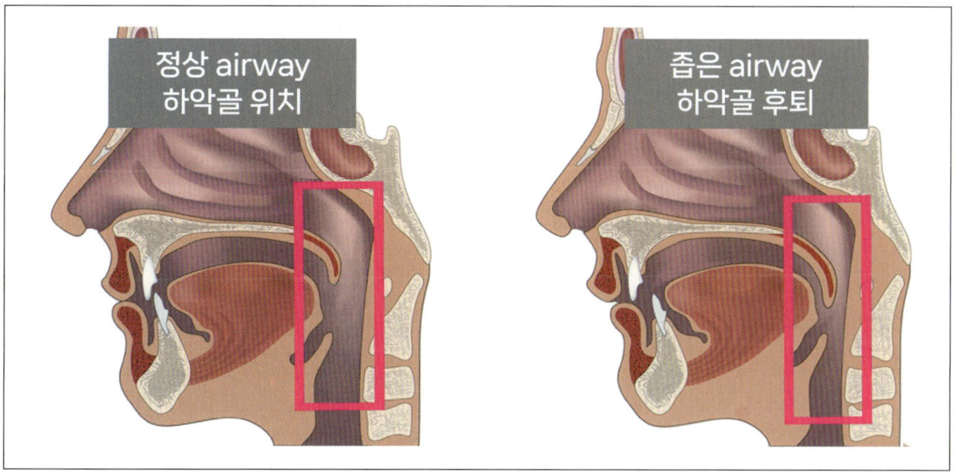

이러한 치과적 개입은 기도협착 완화뿐 아니라, 수면무호흡증(Obstructive Sleep Apnea, OSA) 환자의 수면 질 개선, 피로 해소, 심혈관계 부담 완화, 나아가 인지기능 향상까지 연결되는 전신적 건강 개선 효과를 가져온다. 따라서 치과는 이제 단순히 '입속'만을 다루는 것이 아니라, '숨길을 넓히는 전신 건강 관리자'로 역할을 확장해야 한다.

3. 미국, 유럽 등 해외 치과계의 임상 적용 흐름

미국과 유럽 등에서는 이미 1990년대부터 'Airway-Friendly Orthodontics'라는 개념이 임상에 도입되었으며, 기능 중심의 치료로 전환하려는 움직임이 활발하다. 미국에서는 Dr. Michael Gelb, Dr. William Hang, Dr. Derek Mahony, Dr. Steven Park 등 다수의 임상가들이 상악 확장, 전방 안모 성장 유도, 혀 위치 교육을 기반으로 한 Airway 중심 치료 프로토콜을 개발하고 있다.

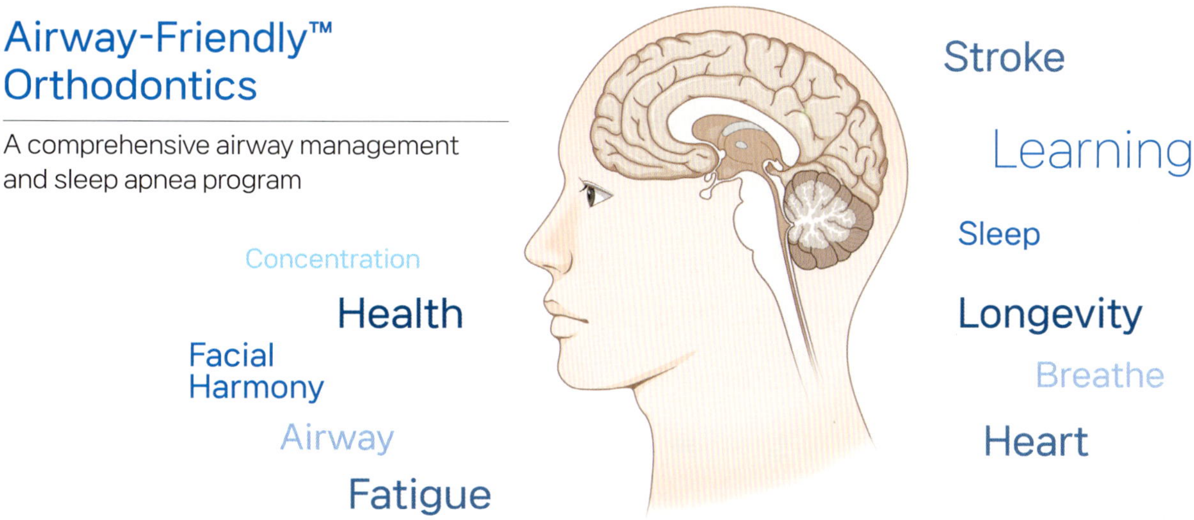

또한, 미국 수면학회(AASM)와 미국치과수면학회(AADSM)는 구강장치를 활용한 수면무호흡 치료를 정식 가이드라인으로 채택하였으며, 이는 치과 영역이 수면의학과 통합적 협진 체계를 구축해가고 있음을 보여준다.

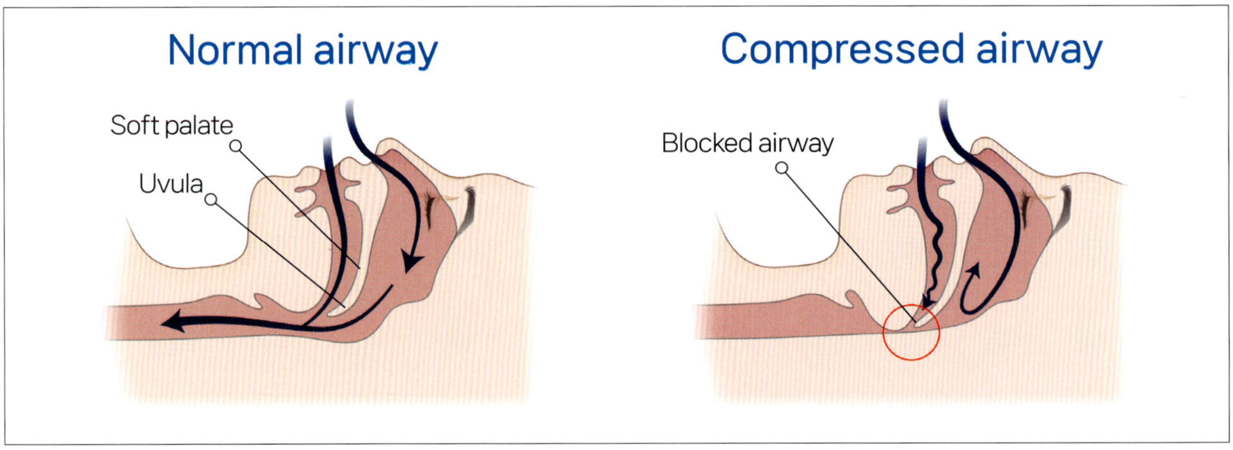

유럽의 경우, 독일, 스페인, 이탈리아 등의 국가에서는 치과와 이비인후과, 수면의학 전문의가 협진하여 성인 및 소아의 OSA 치료에 치과 개입을 적극적으로 도입하고 있다. 특히 유럽에서는 CBCT 기반의 3차원 기도 분석 기술이 널리 사용되며, 치료 전후 기도 부피 변화, 상기도 폭, 설근 위치 등의 수치적 비교가 가능해짐으로써 진단 및 예후 예측의 정확도가 향상되었다.

일부 국가는 국가 차원의 연구 지원을 통해 Airway 중심 치료의 장기적 건강 효과를 분석 중이며, 이는 향후 보험 적용 및 공공의료정책에까지 영향을 미칠 수 있는 근거로 축적되고 있다.

제5장. Airway 개념의 역사적 이해와 발전

1. 역사적 발전의 의의

Airway에 대한 개념은 고대의 철학적 호흡 개념에서 시작하여, 해부학적 실체로의 인식, 기계적 생리 작용의 규명, 그리고 수면의학과 전신의학으로의 확대에 이르기까지 의학 발전의 흐름과 밀접하게 맞물려 발전해 왔다.

현대의 숨길 중심 치의학(Airway-Centered Dentistry)은 이러한 역사적 흐름의 연장선상에 있으며, 구강 내 구조를 진단하고 치료하는 수준을 넘어, 호흡과 생명, 구조와 기능, 전신과 구강을 통합적으로 연결하는 새로운 의학적 패러다임을 제시한다

2. 고대 및 중세 의학에서의 기도 개념

호흡은 인류 문명의 시작부터 생명의 본질로 인식되어 왔다. 고대 의학은 현대처럼 해부학적 구조를 정밀히 규명하지는 못했지만, 호흡과 생명력의 관계를 철학적·기능적 측면에서 깊이 성찰하였다.

고대 그리스의 히포크라테스(Hippocrates)는 '기(pneuma)'를 생명 유지의 근원으로 보았으며, 이는 호흡을 통해 신체 내부에 들어온다고 여겨졌다.

갈레노스(Galen)는 이러한 개념을 더욱 체계화하여, 폐를 통해 들어온 공기가 심장과 뇌를 순환하며 생명 활동을 조절한다고 주장하였다. 이들은 기도에 대한 해부학적 지식은 부족했지만, 호흡의 흐름이 정신과 육체를 잇는 매개체라는 본질적 통찰을 제시하였다.

이슬람 의학의 대표자인 아비센나(Avicenna)는 『의학정전(The Canon of Medicine)』에서 호흡을 심폐기능과 연결지었으며, 흉부의 움직임과 폐의 팽창을 호흡 과정의 핵심으로 설명하였다. 그러나 이 시대의 지식 체계는 경험적 관찰보다는 철학적 사유와 제한된 해부학에 기반하였기 때문에, 기도 협착, 수면무호흡 등 만성적 호흡장애에 대한 임상적 접근은 존재하지 않았다.
요약하자면, 고대와 중세의 기도 개념은 해부학이 아닌 기능 중심의 개념이었으며, 생명 유지에 필수적인 에너지의 순환 경로로서의 의미를 중심으로 발전하였다.

3. 근대 해부학·생리학의 발전과 기도 연구의 시작

16세기 르네상스 시대는 해부학적 접근의 전환점을 마련하였다. 안드레아스 베살리우스(Andreas Vesalius)는 인체 해부를 통해 폐, 기관, 후두 등의 구조를 체계적으로 기술하였으며, 이는 기도 구조의 실체적 이해를 가능하게 하였다.

17세기에는 윌리엄 하비(William Harvey)의 혈액 순환 이론이 등장하면서, 호흡과 혈류의 상호작용, 즉 산소 공급과 대사 간의 관계가 강조되기 시작하였다. 이후 18세기에는 흉강 내 압력 변화, 흉곽의 팽창과 수축, 폐의 물리적 확장 등에 대한 연구가 활발히 진행되며, 호흡의 기계적 원리가 과학적으로 규명되기 시작하였다.

19세기에는 후두마비, 디프테리아에 의한 기도 폐쇄, 흡인성 질식 등의 병리적 상태가 임상적으로 기술되었으며, 기도 협착이 질식 및 급성 사망의 원인이 될 수 있음을 인식하게 되었다. 그러나 이 시기에도 기도 문제는 대부분 급성·외과적 응급상황으로 간주되었으며, 만성적이고 구조적인 협착에 대한 개념은 아직 정립되지 못하였다.

4. Airway Dentistry의 역사적 흐름과 주요 인물

BREATH(James Nestor,2020)
책에는 100여년 전부터 인간의 호흡장애를 치료하거나 연구한 사람들이 기록되어 있는데, 대부분이 치과의사였다.

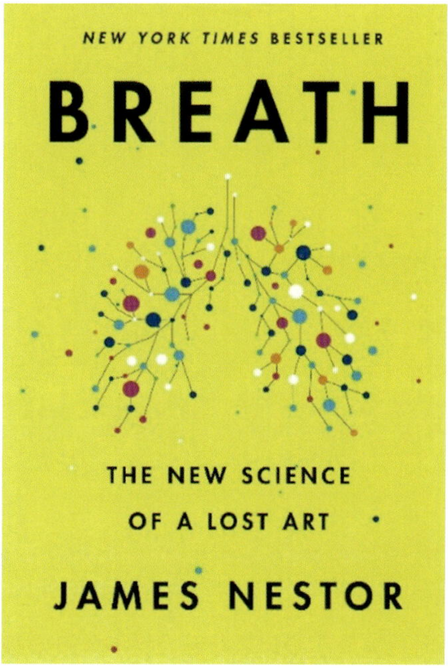

- Norman Kingsley (1859년, 미국 치과의사 겸 조각가)

Norman Kingsley는 19세기 중반 미국에서 활동한 치과의사이자 조각가로, 치의학과 예술을 접목한 선구자였다. 그는 강제로 턱을 앞으로 이동시키는 교정 장치를 고안하여, 목구멍을 열어주는 효과를 기대하였다. 이 장치는 단순히 치열을 바로잡는 데 목적이 있었던 것이 아니라, 호흡 공간을 넓혀 호흡장애를 개선하는 데 중점을 두었다. 이는 Airway Dentistry 개념의 시초라 할 수 있다.

- 미국 교정치과의사들 (1800년대 후반)

19세기 후반 Edward Angle을 비롯한 미국의 초기 교정치과의사들 또한 교정의 목적을 심미성과 치아배열 개선에 두지 않았다. 그들이 개발한 교정 장치는 주로 입을 넓히고 기도를 확보하는 데 중점을 두었으며, 이는 호흡 개선을 위한 구조적 개입의 선례가 되었다. 이 시기의 교정은 기능적 목적, 즉 기도 확장을 중심에 두고 발전해 나갔다.

- Pierre Robin (1900년대 초, 프랑스 외과의사)

프랑스의 외과의사 Pierre Robin은 '모노블록(Mono Block)'이라 불리는 고정형 교정장치를 개발하였다. 이 장치를 통해 입천장의 뼈를 확장시켜 구강과 비강 공간을 넓혔다. 수 주 만에 입이 확장되고 호흡 기능이 향상되는 결과가 관찰되었으며, 이는 구조적 교정이 곧 생리적 개선으로 이어질 수 있다는 강력한 증거가 되었다.

- John Mew (1950년대 후반, 영국 교정치과의사)

John Mew는 위턱뼈의 확장이 호흡 기능을 개선한다는 사실을 강조한 인물이다. 그는 특히 발치를 동반한 교정치료가 구강 공간을 축소시켜 호흡을 악화시킬 수 있다고 경고하였다. 그의 접근은 구조적 공간 확보가 곧 기도 건강과 직결된다는 통찰을 기반으로 하며, 현재의 Airway Dentistry에 큰 영향을 끼쳤다.

- James Sim Wallace (1950년대 후반, 영국 교정치과의사)

같은 시기 영국의 James Sim Wallace는 인류의 턱뼈가 점점 작아지고 있다는 사실을 관찰하였다. 그는 이러한 구조적 축소가 기도 공간의 감소와 함께 호흡능력의 저하로 이어진다고 주장하였다. 이는 현대인의 생활습관, 식이 변화 등이 해부학적 구조에 미치는 영향을 경고하는 중요한 연구였다.

- Theodore Belfor (1990년대, 미국 치과의사)

1990년대에는 Theodore Belfor가 'Homeoblock'이라는 교정장치를 개발하였다. 이 장치는 환자의 입과 위턱을 넓혀주며, 동시에 호흡 기능의 개선을 유도하는 것을 목표로 하였다. 그는 구조의 확장이 뇌 기능과 수면의 질, 심지어 얼굴 형태에까지 영향을 미친다고 주장하며, Airway 중심 접근법의 중요성을 재조명하였다.

- Michael Gelb (2020년대, 미국 치과의사)

최근에는 미국의 Michael Gelb 박사가 기존 수면무호흡증 치료법들,예를 들어 편도 및 아데노이드 제거

수술이나 양압기(CPAP) 사용이 장기적인 해결책이 되지 못한다고 지적하였다. 그는 좁아진 기도 자체를 넓히는 것이 보다 근본적인 치료 방법임을 강조하였다. 그의 접근은 머리와 목의 자세를 교정하고, 턱을 전방으로 이동시키며, 구조적으로 작은 입을 확장하는 치료에 중점을 두었다.

5. 현대 수면의학의 등장과 Airway 연구

20세기 중반 이후, 기술의 발전과 함께 수면의학(Sleep Medicine)이라는 새로운 학문 분야가 등장하게 되었다. 특히 1970년대 스탠포드 대학의 크리스티안 길레미놈(Christian Guilleminault)박사는 수면 중 반복적으로 발생하는 기도 폐쇄 현상을 임상적으로 규명하였고, 이를 폐쇄성 수면무호흡증(Obstructive Sleep Apnea, OSA)으로 명명하였다.

그는 수면다원검사(Polysomnography)를 통해 수면 중 기도의 폐쇄가 뇌 산소포화도(Cerebral Oxygen Saturation)를 급격히 저하시킨다는 사실을 밝혔으며, 이로 인해 교감신경 항진, 심박수 변화, 각성 반응의 빈번한 유발, 그리고 낮 시간의 피로 및 집중력 저하로 이어지는 일련의 병리 기전을 정립하였다.

이러한 연구는 기도 상태가 수면의 질과 전신 건강을 결정짓는 핵심 요인임을 입증하였으며, 기도 평가와 호흡 기능 개선이 의료 현장에서 중요한 과제로 부상하는 계기가 되었다.

6. 기도 협착과 수면무호흡의 의학적 발견과 의의

수면무호흡증에 대한 관심이 증가함에 따라, 기도 협착은 단순한 호흡 곤란을 넘어서 전신 질환의 중요한 위험인자로 인식되었다. 반복적인 무호흡과 저호흡은 수면 중 산소공급의 불균형을 유발하며, 이는 교감신경계 항진, 인슐린 저항성 증가, 혈압 상승, 전신 염증 반응을 초래한다. 이러한 병태생리는 고혈압, 당뇨병, 비만, 심근경색, 뇌졸중, 알츠하이머병과 같은 만성질환과 밀접하게 연결되어 있다.

또한 성장기 아동의 경우, 기도 협착은 두개안면 성장의 왜곡, 행동 및 학습 장애, 집중력 저하, ADHD와 유사한 증상으로 나타날 수 있으며, 이로 인해 조기 발견과 개입이 필수적임이 강조되고 있다. 현재는 기도 문제의 조기 평가와 개입이 소아과, 이비인후과, 치과, 신경과, 수면의학의 공동 관심사로 떠오르고 있다.

7. 미국 치과 시장의 변화와 Airway Dentistry의 부상

1) 기존 치과 진료에서 통합적 접근으로의 전환

그동안 치과 진료는 충치 치료, 치주 질환 관리, 보철물 제작, 교정 치료 등 주로 입 안의 문제를 해결하는 데 집중되어 왔다. 많은 환자들이 치과를 찾는 이유는 통증을 줄이거나 씹는 기능을 회복하고, 미적인 개선을 얻기 위해서였다. 이러한 전통적인 진료 방식은 분명 일정 부분에서 성과를 이루었지만, 점차 전신 건강과의 연결성에 대한 고려가 부족하다는 한계도 드러내기 시작했다.

최근에는 이러한 치의학의 패러다임이 변화하고 있다.

이제는 치아만을 치료하는 것을 넘어, 기도(Airway), 수면, 호흡, 면역, 성장과 발달 같은 전신적 요소를 함께 고려하는 통합적 진료가 새로운 흐름으로 자리 잡고 있다. 특히, 구강 구조가 기도와 밀접하게 연결되어 있다는 점이 밝혀지면서, 기도 건강을 중심에 둔 치과 진료, 즉 Airway Dentistry가 새롭게 주목받고 있다.

2) ADA의 정책 변화와 치과의 역할 확장

미국 치과의사협회(ADA)는 치의학 정책과 진료 가이드라인을 제시하는 가장 권위 있는 기관이다. 단순한 학술 단체를 넘어 미국 내 치과 진료의 방향과 공중보건 기준을 결정짓는 핵심 기구이기도 하다.

2017년 10월, ADA는 수면 관련 호흡장애를 조기에 발견하고 치료하는 데 있어 치과의 역할을 명확히 규정하는 정책을 발표했다. 이는 치과계에 큰 전환점이 되었고, 충치나 치주 질환을 예방하는 수준을 넘어, 그 원인이 될 수 있는 기도 문제까지 진료의 범위를 확장하는 계기가 되었다.

많은 치과의사들은 이 정책을 통해 충치 발생이 당 섭취 때문만이 아니라, 구강호흡이나 기도 협착 등 구강 내 환경 변화와 깊은 관련이 있다는 사실을 새롭게 인식하게 되었다. 이제 치과는 치아를 넘어, 숨길과 전신 건강까지 책임지는 역할로 발전하고 있다.

3) 미국에서 Airway Dentistry의 현재 상황

기도 중심 치의학, 즉 Airway Dentistry는 아직 미국에서 대중적으로 널리 인식 되고 있는 개념은 아니다. 하지만 일부 치과의사, 학회, 교육기관을 중심으로 점차 확산되고 있으며,치과의 전문분과 학회에까지 스며들어 있다. 그리고 Airway Dentistry와 수면치과학을 전문분야로 표방하는 치과들이 전국적으로 생기고 있다.

Pediatric Airway Dentistry in Spring...

We can use pediatric airway dentistry in Spring to correct specific developmental issue...

Airway Periodontics

2019. 4. 19. – One way to improve oropharynx (throat) and nasopharynx (nose)...

Airway Prosthodontics

Airway Prosthodontics is the evaluation and treatment of the airway system and how it...

Airway Orthodontics

A healthy airway allows your child to breath better, to sleep better and to function better...

Airway dentist Utah

Airway dentist San Diego

Airway dentist AZ

Airway dentist Los Angeles

Airway dentist Philadelphia

Airway dentist Chicago

4) Airway Management in Restorative Dentistry : A Clinical Paradigm Shift

지난 수십 년간 치과는 우식과 치주질환 예방을 통해 치아 건강을 유지하는데 집중해왔다. 그러나 이제는 치아 치료를 넘어, 전신건강의 핵심인 기도(airway)를 중심으로 한 통합적 접근이 보존치과 영역에서도 요구되고 있다. 특히 마이클 겔브(Michael Gelb) 박사는 기도가 인간의 삶의 질을 좌우하는 결정적 구조이며, 기능적 기도 확보가 곧 신경계,호흡계, 심혈관계의 건강을 가늠하는 바로미터라고 강조한다. 그의 이론에 따르면,기도는 단지 공기의 통로가 아닌 두개안면 성장, 자세, 뇌기능에까지 연결되는 전신의 생리학적 축이다.

기도 건강은 단순히 수면 중 무호흡증의 예방에 국한되지 않는다. 유년기부터 형성되는 악궁의 폭, 혀의 위치, 안모의 전후방 비율은 모두 기도 공간과 밀접한 상관이 있으며, 이는 성장기 아이들의 집중력, 인지능력,정서 조절에도 영향을 끼친다. 일부 연구에서는 구강호흡을 하는 아동의 약 80%가 학습장애나 주의력 결핍을 경험하고 있으며, 이는 수면 중 산소포화도의 반복적 저하와 연관이 깊다. 이러한 점에서 기도 중심 치료는 아동기부터 성인기까지 전 생애주기에 걸쳐 중요하게 다뤄져야 한다.

마이클 겔브 박사는 이를 단순한 이론이 아닌 임상적 실천과 윤리적 의무로 강조하며, 치과의사가 기도 기능에 해를 끼치는 보철 치료를 진행할 경우 법적 책임을 질 수 있음을 지적했다. 특히 미국에서는 환자가 치료 후 수면장애, 집중력 저하, 심혈관계 이상 등의 증상을 경험하게 될 경우, 보철 치료가 기도 기능을 저해했다는 과학적 연관성이 입증되면 법적 소송으로 이어질 수 있다. 실제로 몇몇 사례에서는 하악 후퇴를 유도한 보철물 설계가 기도 협소를 심화시켰다는 이유로 법적 분쟁이 발생한 바 있으며, 이는 향후 한국에서도 발생 가능한 문제로 인식되어야 한다. 마이클 겔브는"치과의사는 기도에 해를 끼칠 수도, 지킬수도 있는 위치에 있다. 이는 단순한 기술의 문제가 아니라 생명을 다루는 윤리의 문제"라고 강조한다.

미국치과의사협회(ADA)는 2017년 수면 관련 호흡장애(SRBD)에 대한 치과의사의 역할을 명확히 규정함으로써, 기도 기능을 고려한 치과 치료의 필요성을 제기했다. 과거에는 저작기능,심미 중심의 치료가 주류였다면, 현재는 코골이, 구강호흡, 낮은 산소포화도 등 호흡의 질 자체가 전신 건강에 영향을 미친다는 점이 입증되고 있으며, 이는 보철치료와도 긴밀히 연결된다. 실제로 구강호흡은 치아 우식, 치주질환 부정교합의 위험요인으로 작용하며, 만성적 구강 건조와 산성 환경은 병원성 미생물의 번식을 유도해 기존 예방 노력의 한계를 드러낸다.

기도 공간이 협소한 환자에게 기존 교합만을 재현하는 보철치료는 구조적 호흡 문제를 악화 시킬 수 있다.마이클 겔브는 보철 설계 시 혀의 안정적인 위치 확보와 악궁 확장을 통해 기도를 넓히는 방향으로 접근할 것을 강조한다. 특히 하악의 전방 위치 유도는 설후부 기도 공간을 넓히는 효과가 있어, 단순한 치아 배열 이상의 가치를 제공한다. 이를 위해 치과의사는 CBCT나 3D스캔 등 디지털 기술을 활용해 기도 단면 및 체적을 평가하고, 필요 시 수면의학과와 협진하여 환자의 호흡 패턴을 통합적으로 분석해야 한다.

야간용 장치나 구강 스플린트는 하악의 위치와 기도 공간에 직접적인 영향을 미치므로, 수면무호흡증이 의심되는 환자에게는 하악 전방유도 장치(MAD)의 적절한 설계가 필요하다. 이때 기도 해부학적 특성과 환자의 근기능, 두개안면 형태를 함께 고려해야 하며,교합 안정만을 우선하는 기존 접근은 오히려 증상을 악화시킬 수 있다. 실제로 기도 중심으로 치료한 환자에서 낮 시간 졸림, 집중력 저하, 피로감이 호전되었으며, 일부 환자는 혈압과 심박수 변화 등 생리적 반응에서도 긍정적인 변화를 보였다. 일부 임상가들은 이러한 치료 전후 변화를 통해 환자의 전신 건강에 끼친 영향을 문서화하고 있으며, 이는 향후 보험청구 및 법적 소송에서도 중요하게 작용할 수 있다.

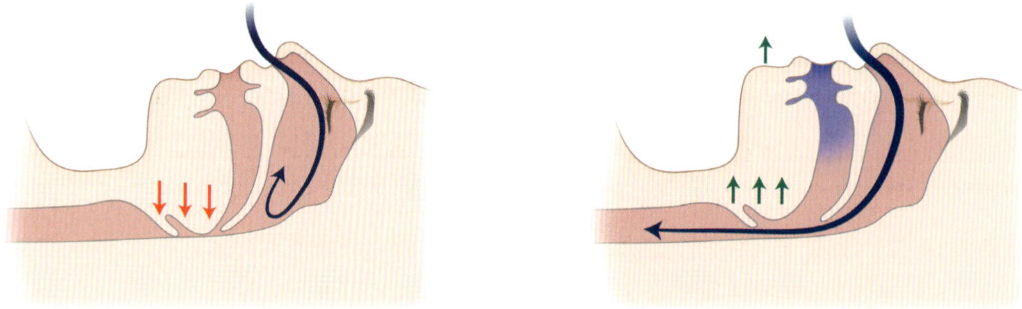

Obstructed airway　　　Open airway

마이클 겔브는 환자의 기도 기능을 평가하는 데 있어 고가의 장비 없이도 충분한 문진과 시진으로 가능하다고 제안한다. 수면 중 입 벌림, 코골이, 이갈이 여부확인,혀의 위치와 크기, 얼굴 비대칭, 하악 후퇴 등의 정보만으로도 충분한 진단적 가치를 가진다. 여기에 Mallampati score, 목 둘레, 체질량지수(BMI) 등을 종합하면 보다 정밀한 선별이 가능하며, 초기 진단을 통해 기도 기반의 치료 여부를 판단할 수 있다. 그는 "최소한의 관찰이 가장 강력한 진단이다."라고 말하며, 환자와의 첫 대면에서 기도 리스크를 감지하는 감수성을 강조한다

치과대학 교육 과정에서도 기도 해부학과 호흡 생리학, 그리고 수면의학에 대한 기초교육이 포함되어야 한다는 주장이 증가하고 있다. 이는 단지 특정 수면장치 제작자의 영역이 아닌, 모든 임상가가 기본적으로 갖추어야 할 역량이라는 인식이 확산 되었기 때문이다. 실제로 많은 국가에서는 기도 기능 평가를 보철 설계 전 기본 프로토콜로 포함하고 있으며, 환자와의 상담 시 기도 기능 향상 가능성에 대한 설명도 필수로 여겨진다.또한, 구강 내 환기나 비강 호흡을 유도하는 식습관, 수면자세, 생활습관 지도 등 다각적 접근을 통합하는 기능치의학(functional dentistry)의 일부로서 기도 관리가 포함되고 있다.
궁극적으로는 보철 및 보존치료는 심미성과 기능을 회복하는 것을 넘어, 기도를 중심으로 환자의 생리적 균형을 회복하고 장기적인 건강을 설계하는 치료로 확장되어야 한다. 마이클 겔브는"기도는 입 안에서 시작해 뇌까지 영향을 미친다"고 강조하며, 치과의사가 단순한 기술자가 아닌 생리학적 조율자, 전신건강의 가교 역할을 할 수 있음을 설파한다. 이제 우리는 '예쁜 치열'만을 위한 보철이 아니라,숨 쉴 수 있는 얼굴, 건강하게 성장할 수 있는 구조를 만들어야 하는 시대에 와 있다. 보존치과의 미래는 기도에 있고, 이는 단순한 철학이 아니라 실제 환자 치료에 있어서의 새로운 표준이 되어가고 있다. 환자의 삶의 질을 향상시키는 것 뿐 아니라, 법적/윤리적 책임까지 수반되는 이 변화는 모든 임상가가 주목하고 실천해야 할 새로운 임상 지평이다.

5) 결론: 치과의 미래, 숨길을 보다

이제 미국 치과 시장은 입 안의 문제를 해결하는 데 그치지 않고, 환자의 전신 건강과 삶의 질까지 함께 바라보는 방향으로 변화하고 있다. ADA와 같은 기관이 기도 건강의 중요성을 인식하고 이를 정책화하면서, 치과의사들은 이제 '치아 치료자'라는 역할을 넘어, '전신 건강의 조기 발견자이자 예방자'라는 더 큰 책무를 가지게 되었다.

Airway Dentistry는 이러한 변화의 중심에 있다.
단순한 진료 기술이 아닌, 치과의 철학과 진료 방향을 전환시키는 상징적 존재라 할 수 있다. 환자의 숨길을 열어주고 건강한 호흡을 회복시키는 일이야말로, 앞으로의 치과가 맡아야 할 새로운 사명이다.

Chapter 2

성장기 환자를 위한 Airway적 접근

1장.. 숨길의 중요성

2장.. 숨길과 아동발달

3장...............호흡과 뇌– 산소가 만드는 뇌의 힘

4장.. 코호흡과 산화질소

5장....얼굴과 숨길– 현대인의 두개골이 변한다

6장......................................성장기 Airway 평가

7장...........성장기 아동의 Airway 문제 및 사례

Chapter 2.
성장기 환자를 위한 Airway적 접근

1장. 숨길(Airway)의 중요성

현대사회에서 우리는 다양한 건강 문제를 겪는다. 피로감, 비만, 두통, 만성 통증, 스트레스는 성인에게 흔한 증상이다. 어린이의 경우에는 학습장애, ADHD, 행동장애, 만성 비염, 알레르기, 천식 등이 대표적이다. 많은 사람들이 이러한 증상들에 대해 각기 다른 원인을 찾고 치료를 시도하지만, 놀랍게도 이 모든 증상들은 하나의 근본적인 원인과 연결되어 있을 수 있다. 그 원인은 바로 숨길장애(Airway-Centered Disorder, ACD)이다.

숨길장애란 입, 턱뼈, 코, 혀, 목구멍 등 상기도(Upper Airway)의 구조적 문제로 인해 숨쉬는 길이 좁아지거나 막히는 상태를 말한다. 이로 인해 입호흡, 코골이, 수면무호흡, 호흡 저하 등이 발생하며, 이는 단순한 수면의 질 저하를 넘어 전신 건강에 심각한 영향을 준다. 실제로 숨길장애는 전신질환, 성장 및 발달 장애, 행동장애의 중요한 원인으로 작용한다.

숨길이 충분히 확보되지 않으면 뇌에 공급되는 산소량이 감소하며, 이는 인지기능 저하, 집중력 감소, 우울증, 학습장애 등을 유발할 수 있다. 또한 심혈관계 질환, 당뇨병, 비만과 같은 만성질환과도 밀접하게 연결되어 있다. 숨길장애는 모든 연령대에서 영향을 미치며, 특히 성장기 어린이에게는 평생의 건강을 좌우하는 핵심 요인이 된다.

하지만 이처럼 중요한 숨길 문제는 오랫동안 현대의학의 관심 밖에 있었다. 많은 의료기관과 전문 분야에서는 증상별로만 접근했기 때문에, 숨길이라는 중심 연결고리를 놓치고 있었던 것이다. 그러나 최근에는 치의학, 소아과, 신경과, 심장내과 등 다양한 분야에서 숨길 장애의 중요성을 인식하고 이를 해결하려는 움직임이 활발해지고 있다.

숨길을 확보하는 것은 생명 유지를 위한 가장 기본적인 조치이다. 건강한 숨길은 건강한 뇌, 건강한 심장, 건강한 삶으로 이어진다. 호흡은 생명 유지 기능 중 가장 중요한 기능이며, 올바른 호흡이 가능한 환경을 만드는 것이야말로 의료인이 수행해야 할 첫 번째 책무이다.

2장. 숨길과 아동 발달

아이들은 성인보다 숨길 장애에 더욱 민감하게 반응한다. 성장기 동안 뇌는 급속도로 발달하며, 이 시기의 산소 공급 상태는 학습능력, 집중력, 감정 조절, 전반적인 인지 기능에 직결된다. 숨길이 좁아지거나 폐쇄되면 산소 공급이 저하되고, 이는 뇌 발달에 중대한 영향을 미친다.

미국 노스웨스턴 의대 소아과의 스티븐 셀던(Stephen Sheldon) 교수는 "어린이의 산소 결핍은 가능한 빨리 발견하고 치료해야 하며, 5세 이전에 해결하지 않으면 뇌 기능 저하가 영구적으로 남을 수 있다."고 말한다. 실제로 숨길 폐쇄로 인해 산소가 부족한 아이들은 IQ가 10점 가량 낮아질 수 있다는 연구 결과도 존재한다.

숨길 장애는 단순히 호흡의 문제로 끝나지 않는다. 입으로 숨을 쉬는 아이들은 종종 입을 벌리고 다니며, 이로 인해 얼굴 골격의 발달이 비정상적으로 이루어진다. 상악이 좁아지고, 아래턱이 뒤로 밀리며, 결과적으로 얼굴이 길고 무턱 형태로 변화하기 쉽다. 이러한 골격 변화는 숨길을 더 좁게 만들고, 악순환을 가속화한다.

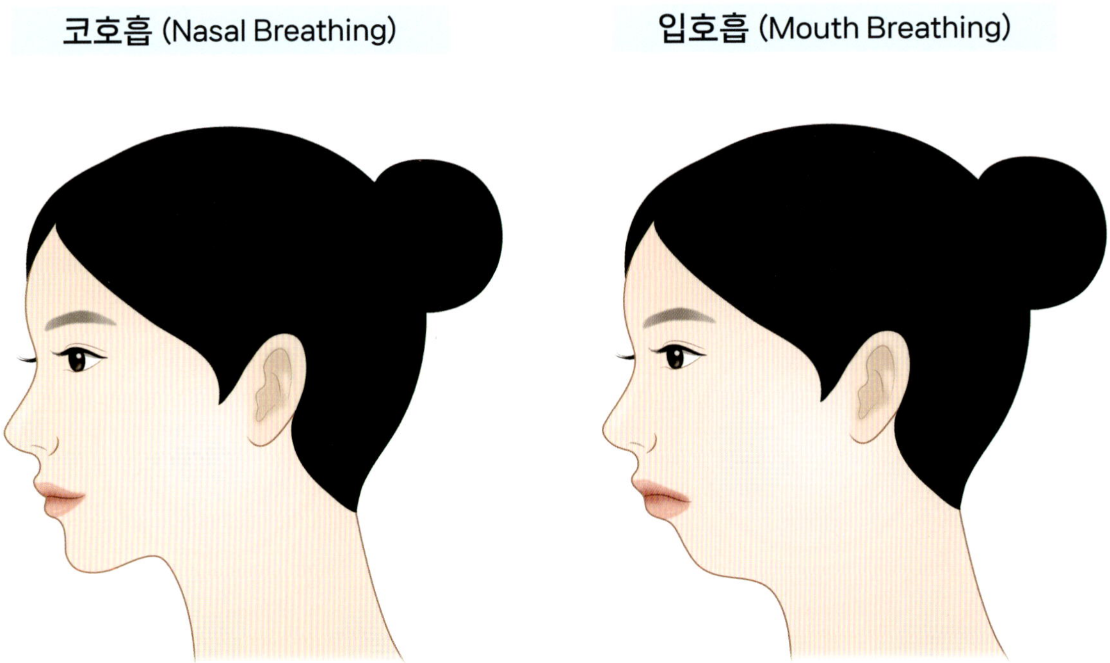

또한 수면 중 숨길이 막혀 깊은 수면에 도달하지 못하면, 집중력 저하, 과잉행동, 정서불안 등이 나타난다. 이는 ADHD와 비슷한 양상을 보이며, 숨길을 개선했을 때 ADHD 진단을 받은 아이들의 증상이 호전된 사례가 보고되고 있다.

이와 같은 현상은 단지 개인의 문제가 아니다. 미국 어린이의 90%가 입과 코의 구조적 이상을 가지고 있으며, 이 중 상당수가 숨길 장애로 인해 뇌 발달에 부정적인 영향을 받고 있다는 연구가 있다. 이러한 통계는 우리 사회가 지금까지 얼마나 중요한 문제를 놓치고 있었는지를 보여준다.

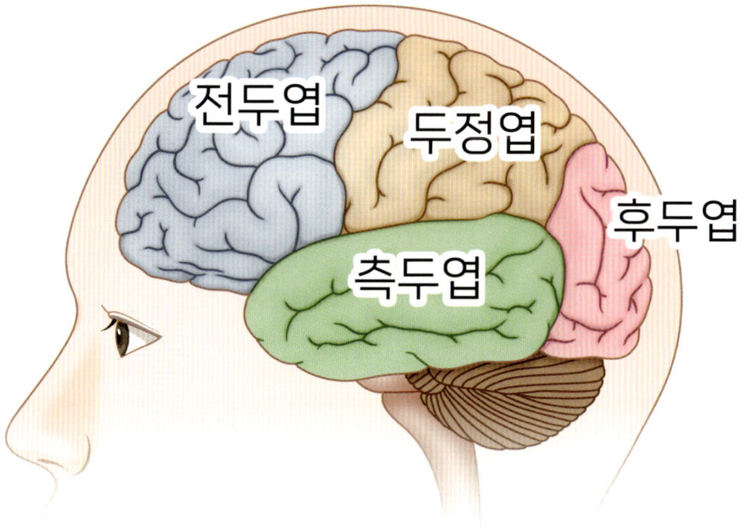

숨길을 열어주는 치료는 단지 호흡을 원활하게 하는 데 그치지 않는다. 학습 능력 향상, 정서 안정, 얼굴 골격 정상화, 성장 촉진 등 전반적인 건강 회복에 기여한다. 아이가 밤에 깊이 자고, 낮에 집중하며 건강하게 성장하기 위해서는 무엇보다 숨길이 열려 있어야 한다.

부모와 교육자, 그리고 모든 의료인은 아이의 입호흡, 수면 중 코골이, 아침 피로 등을 가벼운 증상이 아닌 중요한 신호로 인식해야 한다. 조기에 숨길 문제를 발견하고 해결하는 것이, 아이의 삶을 바꾸는 첫걸음이 된다.

3장. 호흡과 뇌 – 산소가 만드는 뇌의 힘

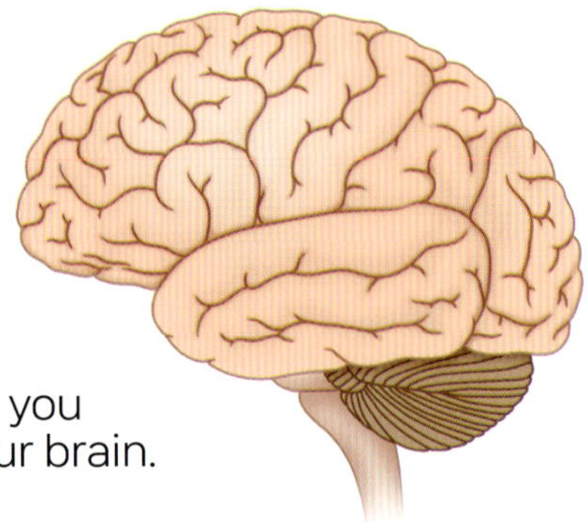

뇌는 인체에서 가장 많은 산소를 소비하는 기관이다. 체중의 2%밖에 되지 않지만, 전체 산소 소비량의 약 20%를 사용한다. 이처럼 산소는 뇌 기능 유지에 필수적이며, 산소 공급이 조금이라도 줄어들면 뇌세포는 즉시 영향을 받는다.

산소는 뇌에서 포도당과 함께 사용되어 에너지를 생성하는 데 사용된다. 뇌세포는 저장된 에너지를 거의 가지고 있지 않기 때문에, 산소 공급이 중단되면 몇 분 안에 손상을 입기 시작한다. 산소가 부족한 뇌는 곧바로 집중력 저하, 기억력 감퇴, 의욕 저하, 기분 변화 등을 일으킨다. 심할 경우 의식 저하나 신경학적 손상까지도 발생할 수 있다.

입호흡은 코호흡보다 뇌에 산소를 비효율적으로 공급한다. 입을 통해 들어오는 공기는 여과되지 않고, 적절한 온도와 습도로 조절되지 않은 채 폐로 들어가기 때문이다. 반면, 코를 통한 호흡은 공기를 정화하고 따뜻하게 하며, 산화질소(NO, Nitric Oxide)라는 중요한 분자를 생성한다.

산화질소는 혈관을 확장시키고 혈류를 증가시키는 역할을 한다. 이로 인해 산소가 더 효과적으로 조직에 전달되며, 특히 뇌로 가는 산소 공급이 원활해진다. 실제 연구에 따르면 코호흡은 입호흡보다 약 18% 더 많은 산소를 체내에 흡수할 수 있게 한다.

전전두엽(prefrontal cortex)은 뇌의 앞부분에 위치한 영역으로, 판단력, 감정조절, 집중력, 의사결정 등에 중요한 역할을 한다. 2013년 일본에서 진행된 연구는 입호흡을 하는 아이들의 전전두엽에 산소가 부족하다는 사실을 밝혀냈다. 이는 ADHD와 유사한 증상과 연관이 있으며, 호흡의 질이 곧 뇌 기능과 직결된다는 점을 입증한다.

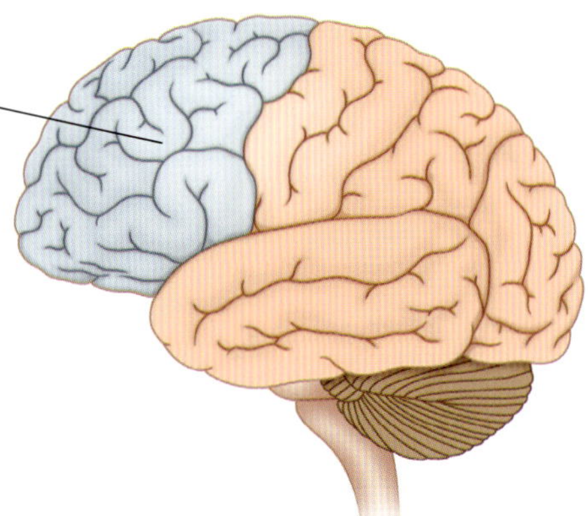

또한, 산소가 충분히 공급될 때 뇌는 새로운 신경세포의 생성과 연결을 촉진한다. 이는 학습 능력과 기억력 형성, 창의적 사고에도 긍정적인 영향을 준다. 반대로 만성적인 산소 부족은 치매, 우울증, 불면증, 인지장애의 위험을 증가시킨다.
아이든 성인이든 숨길이 열리고, 코로 숨 쉬는 환경이 조성될 때 뇌는 최상의 상태로 작동할 수 있다. 따라서 우리는 단순히 숨을 쉬는 것이 아니라,어떻게 숨을 쉬는지가 중요하다는 사실을 인식해야 한다.
호흡은 자동적이지만, 그 방식은 건강을 좌우하는 핵심 요소이다. 산소가 충분히 공급되는 뇌는 활기차고 안정적이며, 인지 능력이 극대화된다. 숨길을 열어주는 것은 뇌를 건강하게 만드는 가장 직접적인 방법이다.

4장. 코호흡과 산화질소

호흡의 통로는 단순한 공기의 길이 아니다. 특히 코는 호흡기계에서 단순한 관문이 아닌, 능동적으로 인체의 생리 작용에 관여하는 기관이다. 그 중심에는 바로 산화질소(Nitric Oxide, NO)라는 분자가 있다.

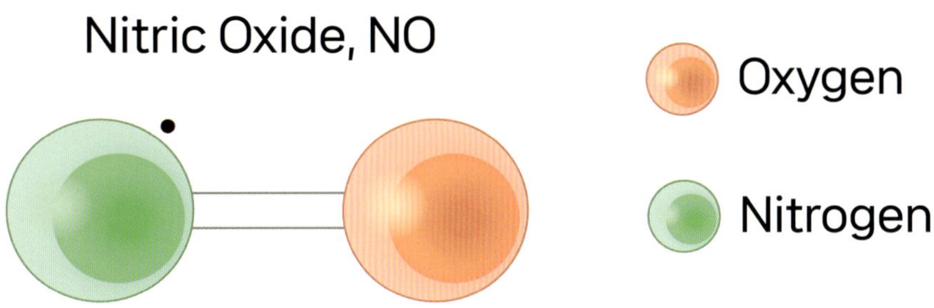

산화질소는 1990년대까지 독성 물질로 인식 되었으나, 지금은 혈관 확장, 면역 반응, 신경전달 등 다양한 생리적 기능을 담당하는 중요한 분자로 평가받는다. 1998년에는 산화질소의 작용 메커니즘을 규명한 세 명의 연구자가 노벨 생리의학상을 수상하기도 했다.
놀라운 사실은, 이 산화질소의 주요 생성 장소가 바로 비강(nasal cavity)이라는 점이다. 코 안의 부비동에서 산화질소가 지속적으로 생성되어, 흡입하는 공기와 함께 폐로 전달된다. 폐에서는 산화질소가 혈관을 확장시켜 산소 교환 효율을 극대화하며, 산소가 전신으로 보다 원활하게 퍼져나가도록 돕는다.

Nasal Sinuses are the Largest Reservoir of Nitric Oxide

Paranasal Sinuses

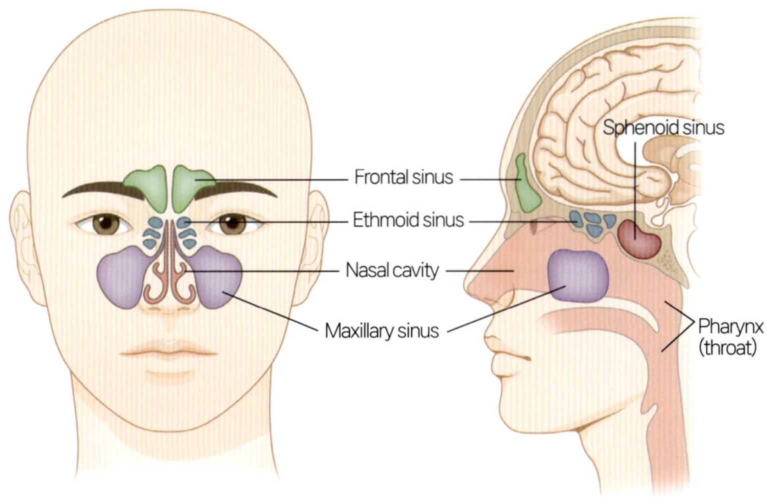

반면 입호흡을 할 경우, 산화질소 생성 경로가 차단된다. 공기는 코를 거치지 않기 때문에 산화질소가 포함되지 않은채 폐로 들어가게 되며, 이로 인해 산소흡수 효율이 떨어지고 면역기능 또한 저하된다.
산화질소는 다음과 같은 중요한 작용을 수행한다.

- 면역력 강화: 바이러스, 박테리아, 암세포에 대한 방어 기능을 활성화한다.
- 혈관 확장: 혈류를 개선하고 혈압을 조절한다.
- 심혈관 보호: 동맥경화와 심장질환 예방에 기여한다.
- 기분 조절: 뇌에서 신경전달물질과 함께 작용해 우울증 및 불안 감소에 도움을 준다.
- 성기능 개선: 발기부전 치료제인 실데나필(비아그라) 역시 산화질소의 작용을 기반으로 한다.

특히, 코호흡 만으로도 산화질소 농도를 최대 6배까지 증가시킬 수 있다는 연구가 있다. 이는 입호흡보다 약 18% 더 많은 산소를 체내에 흡수할 수 있게 만든다. 이 차이는 단순한 수치가 아니라, 전신의 에너지 수준, 면역 방어력, 정신적 안정성에까지 직결되는 요소다.

아이들에게 있어서 코호흡은 더욱 중요하다. 성장기 동안 산화질소 분비가 원활하게 이루어져야 뇌 발달, 신체 성장, 호르몬 분비 등 모든 발달 과정이 정상적으로 진행된다. 입호흡을 하는 아이들은 산소와 함께 산화질소의 분비가 감소하며, 이는 전반적인 건강 수준에 큰 영향을 미친다.

산화질소가 어떻게 생성되는지 혹은 결핍되는지를 이해하는 것이,구강과 전신건강의 연결성을 이해하는데 중요하다.산화질소의 결핍은 많은 만성질환을 일으키는 원인이다.산화질소의 생성은 구강과 밀접한 연관이 있기 때문에,치과의사들은 이러한 사실을 잘 알아야 하고,이를 환자들에게 잘 알려주어야 한다.

결국 코는 단지 공기를 통과시키는 관이 아니다. 우리 몸을 지키는 약국이자 실험실이며, 호흡을 통해 건강을 조율하는 핵심 기관이다. 코로 숨쉬는 것은 생명을 유지하는 기본이며, 삶의 질을 결정하는 중요한 요소이다.

5장. 얼굴과 숨길 – 현대인의 두개골이 변한다

숨길의 건강은 단지 호흡에만 영향을 미치는 것이 아니다. 얼굴의 생김새, 턱의 위치, 두개골의 성장 방향까지도 좌우한다. 최근 들어 우리는 현대인의 얼굴 구조가 과거에 비해 확연히 달라졌다는 사실이 여러 연구를 통해 확인되고 있다.

고고학적 자료에 따르면, 수천 년 전 사람들의 얼굴은 넓고 평평했으며 숨길이 넓게 열려 있었다. 반면 현대인은 턱이 좁아지고, 얼굴이 길어지며, 코와 구강 공간이 상대적으로 줄어들었다. 이는 단순히 외모적인 변화가 아니라, 호흡기 구조 자체의 변화를 의미한다.

EVOLUTION OF THE SKULL

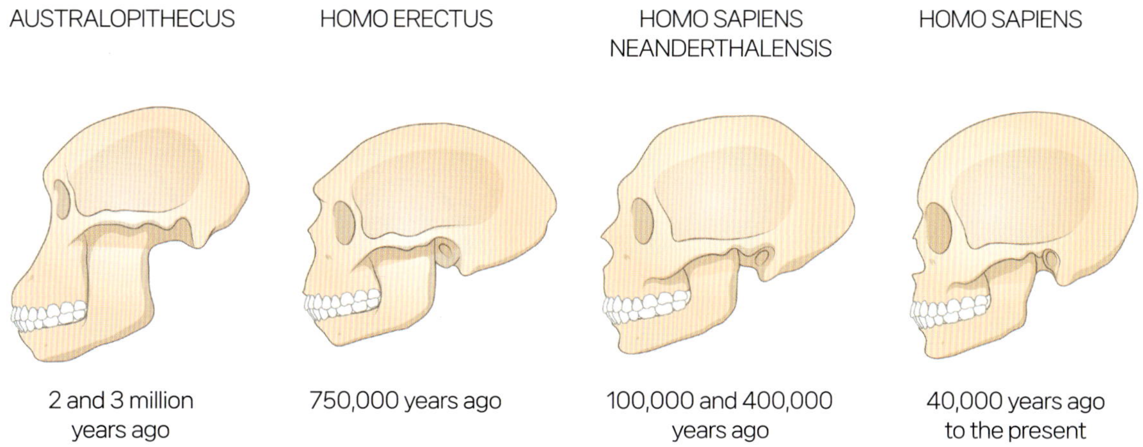

이러한 변화는 생활 습관과 환경의 영향을 받는다. 부드럽고 가공된 음식을 먹는 식생활, 구강 근육의 부족한 사용, 잘못된 수면 자세와 입호흡 습관 등이 복합적으로 작용하여 턱의 성장 방향을 아래로, 뒤쪽으로 유도하게 된다. 결과적으로 상악골은 좁아지고 하악골은 후퇴하며, 이는 곧 숨길의 공간 축소로 이어진다.

이러한 얼굴 구조의 변화는 단순히 외모에 영향을 미치는 것을 넘어서, 호흡장애, 수면무호흡, 집중력 저하, 성장 장애등 다양한 건강 문제들을 야기한다. 특히 어린이들의 경우, 입을 벌리고 자거나 입으로 숨 쉬는 습관이 지속되면, 턱뼈와 얼굴 뼈가 제자리로 성장하지 못해 좁고 긴 얼굴, 비뚤어진 치열, 작은 기도 공간이 형성된다.

매력적인 얼굴이란 어떤 얼굴일까? 숨길이 열린 얼굴이 매력적이고 잘 생긴 얼굴의 주요 조건이다.숨길이 열린 얼굴은 단지 아름답기만 한 것이 아니라 기능적으로도 효율적인 구조이다. 매력적인 얼굴과 건강한 숨길은 서로 연결되어 있으며, 기능이 좋은 얼굴은 결과적으로 외모적으로도 더 조화롭고 생기 있어 보인다.

치과의사가 턱의 위치를 조정하거나 숨길을 넓히는 치료를 통해 환자의 얼굴 발달을 유도할 수 있다. 이러한 치료는 단지 미용적 목적이 아니라 숨길을 확보하고 전신 건강을 개선하는 중요한 의학적 개입이다. 실제로 숨길 확장 치료를 받은 환자들 중에서는, 눈빛이 또렷해지고, 주름이 줄고, 외모가 10년 이상 젊어진 사례도 보고되고 있다.

얼굴은 단지 표정과 인상을 결정하는 요소가 아니다. 그 구조 속에는 건강한 숨길이 포함되어 있으며, 얼굴은 호흡의 상태를 반영하는 거울이다. 우리는 이제 '얼굴이 바뀌면 삶이 바뀐다'는 말의 진정한 의미를 인식해야 한다.

6장. 성장기 Airway 평가

Airway 문제는 매우 흔하지만, 조용하게 진행되며 치과 영역에서 종종 간과되어 왔다.
그러나 조기 발견은 성장기 아동의 안모 발달, 수면의 질, 인지 기능에 결정적인 영향을 주며, 성인의 경우에도 삶의 질을 크게 향상시킨다.

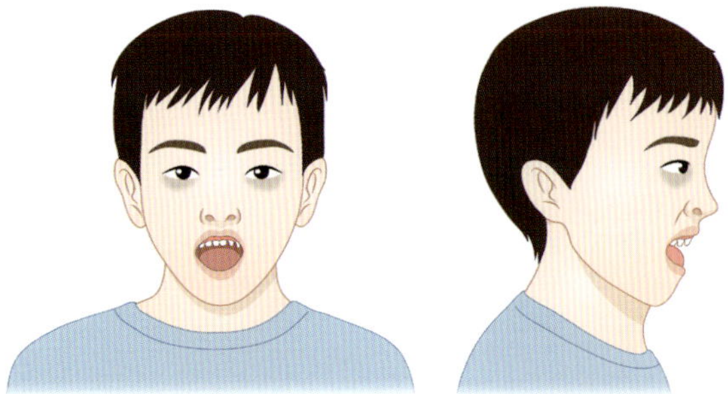

1. 임상에서 관찰할 수 있는 주요 징후

성장기 아동

- **구강호흡 (Mouth Breathing)**
  입을 자주 벌리고 있는 아동은 대부분 비강, 기도 폐쇄가 있으며, 구강호흡을 통해 만성적인 산소 부족 상태에 놓인다고 판단한다.

- **비정상적인 얼굴 성장 (Long Face Syndrome)**
  아래턱이 길어지고 얼굴이 길쭉해지며, 상악의 성장이 억제되고 하악이 후퇴하는 양상을 보인다. 이는 기도 협소로 인해 혀가 아래로 처지기 때문이라고 해석한다.

- **주의력 저하 및 학습장애 (ADHD-like symptoms)**
  수면 중 무호흡이나 저호흡으로 인해 깊은 수면에 들어가지 못하고 낮에 집중력 부족, 과잉행동 등을 보이는 경우가 많다고 확인된다.

- **편도비대, 아데노이드 증식**
  구강 내 편도비대와 비인두 내 아데노이드는 기도 협착을 일으키는 주요 요인으로 작용하며, X-ray나 CBCT 등으로 조기 확인이 필요하다.

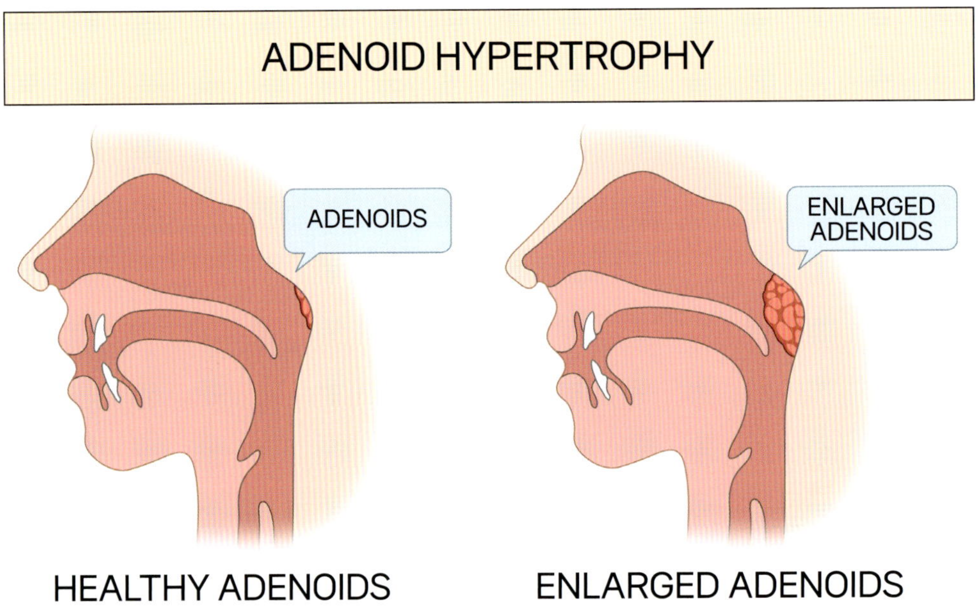

성 인

- **코골이, 수면무호흡증**
  성인의 경우 기도 협소는 대부분 수면 중 호흡장애로 나타나며, 피로, 두통, 기억력 감퇴, 심혈관계 질환의 위험 증가로 이어진다고 평가한다.

- **턱관절장애 (TMD)**
  기도 확보를 위한 하악 전방 이동은 턱관절에 영향을 주며, 불균형한 교합이나 하악 위치 이상은 기도 공간 축소와 연결된다고 본다.

- **자세 불균형 및 만성 통증**
  기도 문제는 머리 위치에 영향을 주며, 이는 경추, 어깨, 허리의 정렬에도 영향을 미친다. 결과적으로 만성 두통, 목통증, 등통증 등의 원인이 된다고 판단한다.

2. 조기 진단의 중요성

Airway 문제는 단순히 "코를 골거나 입을 벌린다"는 증상에서 그치지 않는다. 치과의사가 다음과 같은 진단 방법을 통해 조기에 문제를 발견하고 설명한다면, 환자 및 보호자는 적극적으로 치료에 나선다.

- **CBCT를 통한 상기도 분석**
  기도의 단면적 및 부피를 정량화하여 기도 협소 여부를 평가한다.

- **성장기 아동의 측모두부 방사선 사진 분석**
  두개안면골의 성장 방향, 상하악의 위치, 혀의 위치 등을 종합적으로 분석한다.

- **구강 내 임상 사진 및 비강개방성 평가**
  입을 벌리고 있는 상태, 혀의 위치, 편도 상태 등을 사진으로 기록하고 비강 호흡 가능 여부를 직접 확인한다.

- **수면 설문지 및 가정용 수면 모니터링 장비 활용**
  간단한 문진과 휴대용 기기를 통해 수면의 질과 무호흡 여부를 사전에 스크리닝한다.

3. 치과의 조기 개입이 가져올 수 있는 변화

- **구강장치를 통한 기도 확장 → 수면 개선 → 성장호르몬 증가**
  성장기 아동의 경우, 야간 성장호르몬 분비가 정상화되어 전신 성장에 긍정적인 영향을 미친다.

- **혀의 위치 재조정 및 구강호흡 개선 → 안모 발달 정상화**
  구강호흡이 코호흡으로 전환되고 혀가 상방으로 유지되면서 상악골 발달이 정상적으로 진행된다.

- **기도의 확보 → 집중력 및 학습능력 향상**
  수면의 질이 개선되면서 주간 집중력과 인지 기능이 향상된다고 입증된다.

- **장기적 관점에서 심혈관계, 면역계, 정신건강까지 보호 가능**
  기도 건강은 전신 건강과 직결되며, 조기 개입을 통해 미래의 만성 질환 발생 위험을 줄인다고 판단된다.

7장. 성장기 아동의 Airway 문제 및 사례

1. 성장 지연, 얼굴 변형, 수면장애 및 집중력 장애 사례

성장기 아동에서의 기도 협착은 단순한 호흡 문제에 그치지 않고, 신체 성장, 두개안면 발달, 수면의 질, 인지기능 등 전반적인 건강 상태에 복합적인 영향을 미친다. 특히 구강호흡이 만성화되면, 하악의 후방 회전, 상악 협소, 고각성장(high-angle pattern) 등이 유도되어 얼굴이 길어지고 상악 전치가 돌출되는 등 안모의 비대칭과 기능적 부정교합을 초래한다.

다음은 실제 임상에서 보고된 사례이다 :

사례) 널리 알려진 쌍둥이 자매 사례

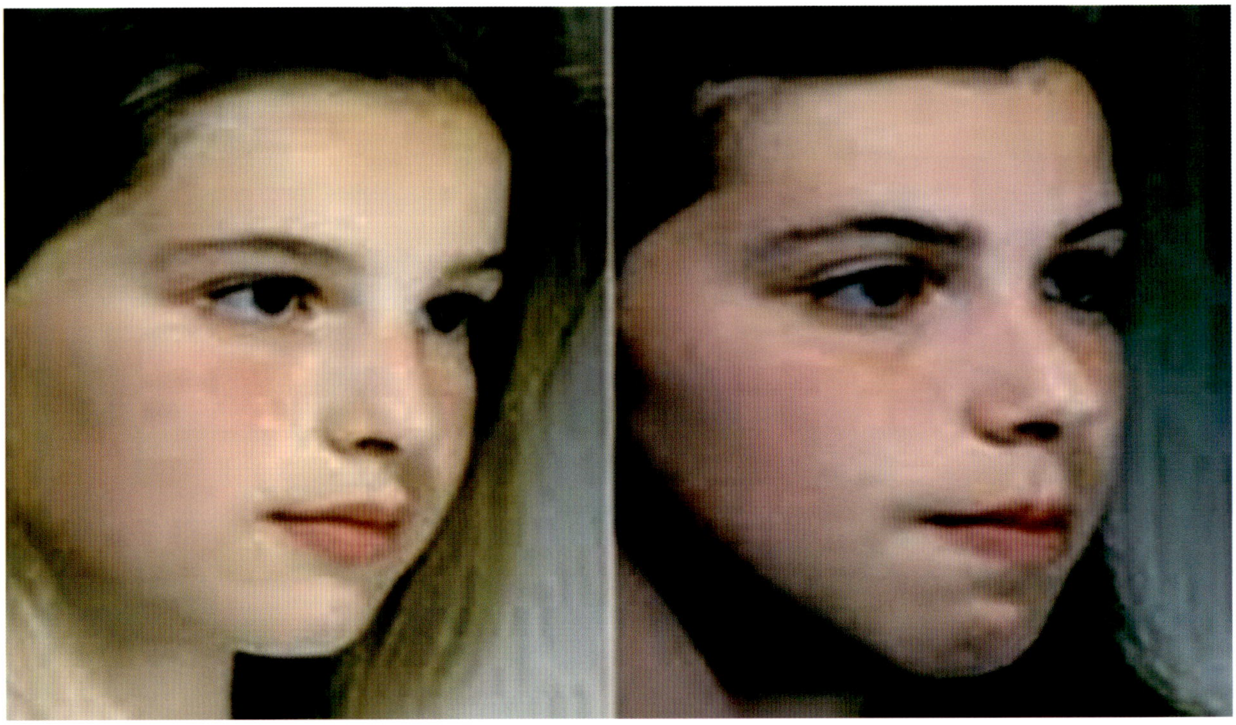

<정상 코호흡> <입 호흡>

이러한 사례는 기도 협착이 단순히 수면 중 문제가 아니라, 낮 시간의 행동, 인지 기능, 성격 발달까지도 포괄적으로 영향을 미친다는 점을 뒷받침한다. 특히 성장기의 골격 성장은 치료개입에 대한 반응성이 높기 때문에, 조기 진단과 치료개입이 결정적으로 중요하다.

2. BGA 장치 및 상악 확장 장치의 임상적 효과

BGA (Brain Growth Appliance)는 단순한 교정 장치가 아닌, 두개안면 성장과 기도 확장을 통합적으로 유도하는 장치로, 특히 혀의 위치 개선, 구강 내 공간 재배치, 비강 통기성 개선에 기여한다. 혀의 고유 위치를 회복시키고, 하악의 전방 회전을 유도하여 기도 후방 공간을 확보하는 것이 임상적 주요 기전이다.

상악 확장 장치(RME)는 비강의 저항을 줄이고, 비강 내 부피를 물리적으로 증가시키는 가장 대표적인 골격 성장 개입 방법으로 널리 사용되고 있다. 연구에 따르면, RME를 통해 비강 면적이 평균 25~30%까지 증가하며, 이는 코골이, 비폐색, 수면 질 개선으로 이어진다.

임상 연구 요약 :

연구자	대상	중재	주요 결과
Pirelli et al. (2012)	6~10세 아동 34명	RME + 구강장치	AHI 평균 7.1 → 2.3 감소
Villa et al. (2015)	5~9세 OSA 아동	RME 단독	비강 면적 28% 증가, 코골이 호전
Chervin et al. (2005)	8세 전후 아동	수면검사 전후 비교	ADHD 증상 유의미하게 감소

3. 조기 개입의 중요성과 치과의사의 역할

기도 문제의 조기 개입은 향후 안면 수술, 교정 재치료, 학습 지원 등의 의료·사회적 비용을 줄이는 데 중요한 역할을 한다. 치과의사는 첫 번째 접점(first-line) 의료인으로서, 성장기 환자의 안모 변화, 구강호흡, 혀 위치, 코골이 등의 초기 징후를 민감하게 감지하고, 적절한 평가 및 협진 체계를 제안해야 한다.
특히 구강 내 구조 변화는 방치 시 불가역적인 해부학적 손상으로 이어질 수 있으므로, 진단 시기는 '이상 증후가 명확해졌을 때'가 아니라, '발현 전 위험 요인을 인지했을 때'가 되어야 한다.

- 참조 : **GASP**(Michael Gelb)

Chapter 3

BGA(Brain Growth Appliance, 뇌 발달 촉진 장치)

1장.. 개발 배경

2장.. 턱뼈 성장발육

3장.. 뇌 성장발육

4장... BGA 디자인

5장... BGA 효과

6장.. BGA 치료시기

7장... BGA와 두뇌발달

8장.. BGA 치료사례

9장..기타

Chapter 3.
BGA(Brain Growth Appliance, 뇌발달 촉진장치)

1장. 개발 배경

1950년대 전후 유럽에서는 성장기 아동의 상악골과 하악골의 전후방 불균형을 바로잡기 위해 다양한 가철성 교정장치(Removable Appliance)들이 개발되었다. 당시 개발된 장치로는 프랑켈(Frankel), 바이오네이터(Bionator), 액티베이터(Activator) 등이 있으며, 독일과 오스트리아 등지에서 탄생하였다. 이 장치들은 하악골 후퇴나 전돌등 골격성2급, 3급 부정교합 문제를 개선하기 위한 목적으로 설계되었으나, 비강과 코뼈 확장에 대한 고려는 전혀 없었다.

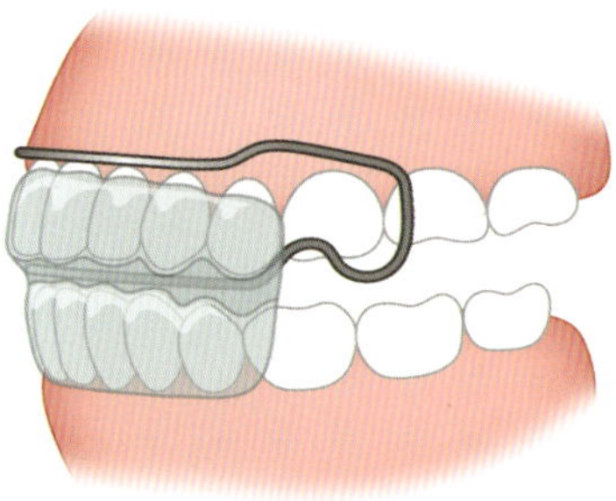
<Activator>

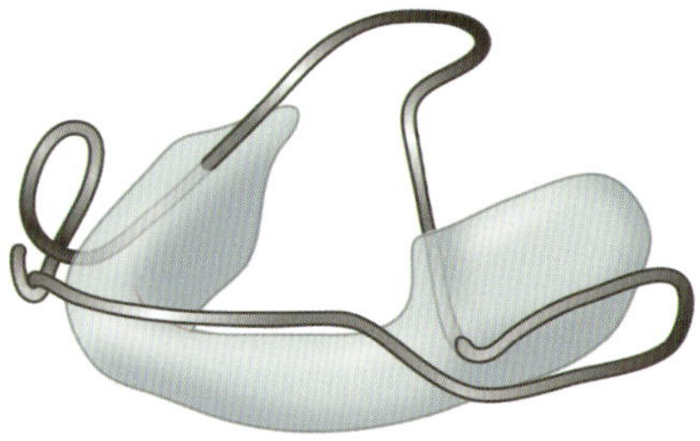
<Bionator>

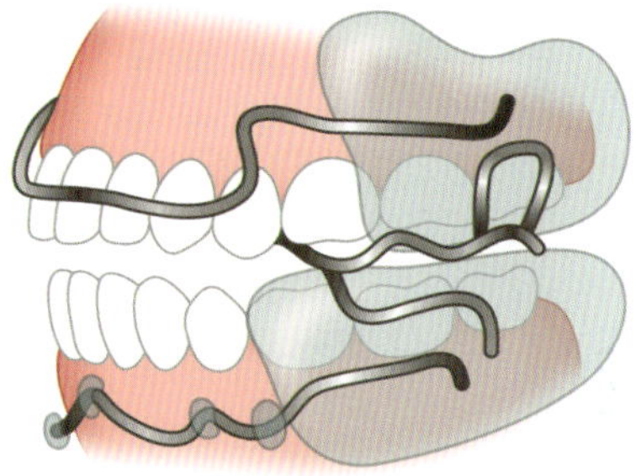
<Frankel>

BGA를 개발한 필자(박인출 박사)는 치과의사이자 교정 전문의이며, 두경부 해부학 박사(Ph.D., Head & Neck Anatomy)이다. 필자는 1980년대 미국 시카고에서 교정전문의 과정을 이수하며, Activator, Bionator, Frankel 장치들을 접하게 되었고,이후 많은 임상 경험을 쌓았다. 그러나 가철성 교정 장치들이 주로 상악골과 하악골의 전,후방적 불균형의 교정에만 초점을 맞추었고, 횡적인 문제는 고려하지 않았다. 그래서 숨길, 호흡, 대뇌 발달과의 연관성을 고려하지 않은 한계를 지니고 있음을 인식하였다.

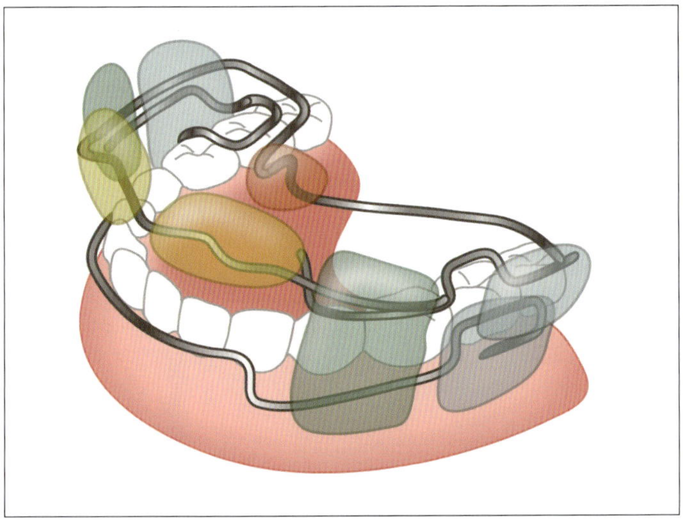
Brain Growth Appliance (BGA)

필자는 이후 턱-얼굴 해부학을 연구하며, 숨길(Airway), 산소(Oxygen), 대뇌(Brain)에 대한 통합적 관점을 확립하였다.

이러한 연구와 임상 경험을 30여 년 동안 축적한 결과, 숨길 확장을 통해서 뇌 발달을 촉진하는 장치인 BGA(Brain Growth Appliance)를 개발하게 되었다

상악골 확장술은 150여년 전부터 치과의사들이 시행해왔지만, 상악골 확장이 코뼈를 확장할 수 있다는 단순한 사실을 이해하는 데는 100년이 넘는 시간이 소요되었다. 더 나아가, 코뼈가 대뇌 전두엽 발달에 미치는 영향을 의학계가 인지하고, 이를 임상적으로 적용 하는데는 앞으로도 어느 정도 시간이 걸릴 것으로 보인다. 박인출 박사는 이 연결고리를 인식하고, 치과의사들에게 숨길과 뇌발달의 중요성을 전파하고 있다.

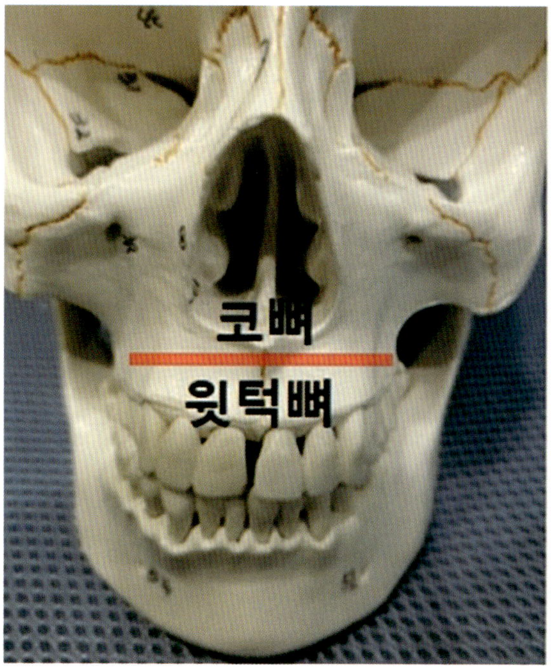

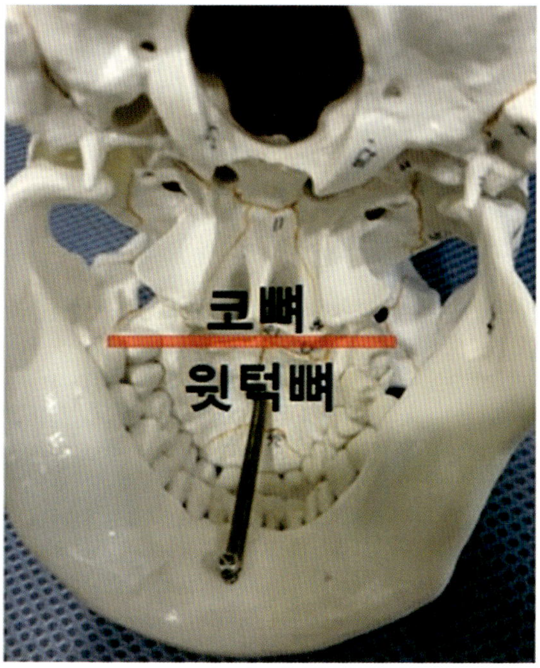

[상악골 - 코뼈 - 대뇌 전두엽]

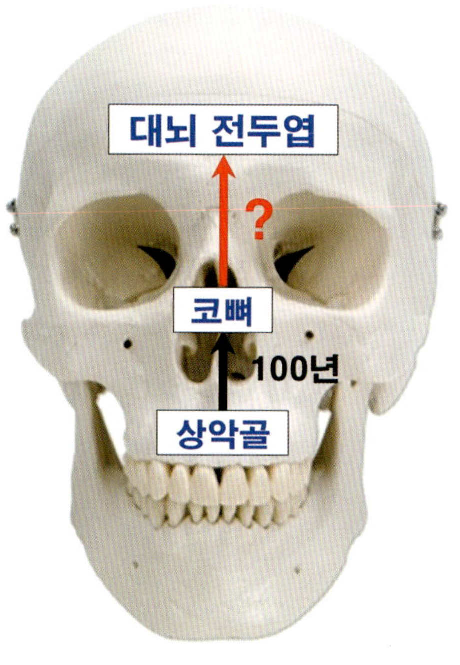

필자는 치과의사가 상악골을 확장함으로써 코뼈를 확장하고, 이를 통해 대뇌 전두엽 성장을 촉진할 수 있다는 사실을 인식하였고, 이는 기존 치과학의 패러다임을 크게 바꾸는 계기를 마련하였다.

2장. 턱뼈 성장발육

턱뼈는 인간의 얼굴구조를 지탱하는 중요한 골격구조물이며, 그 성장 양식은 상악골과 하악골에서 서로 다른 특징을 보인다. 상악골은 막성골(intramembranous bone)로 성장하는데, 이는 후천적 자극과 압력에 의해 영향을 받는다. 반면 하악골은 연골(cartilaginous bone)로 성장하여, 유전적 요소에 의한 영향을 크게 받으며 압력에 저항하는 특성을 지닌다.

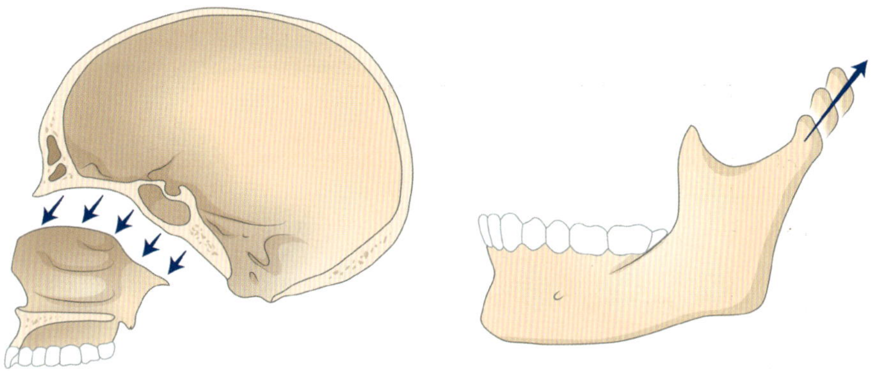

멜빈 모스(by Melvin Moss)의Functional Matrix 이론에 따르면, 뼈의 성장은 골조직 자체에 의해 결정되는 것이 아니라 주변 연조직, 즉 근육과 기능성 자극에 의해 주도된다고 한다.
이에 따라 연조직의 성장과 기능이 1차적으로 이루어지고, 그 결과로 골성장의 방향과 범위가 2차적으로 결정된다.

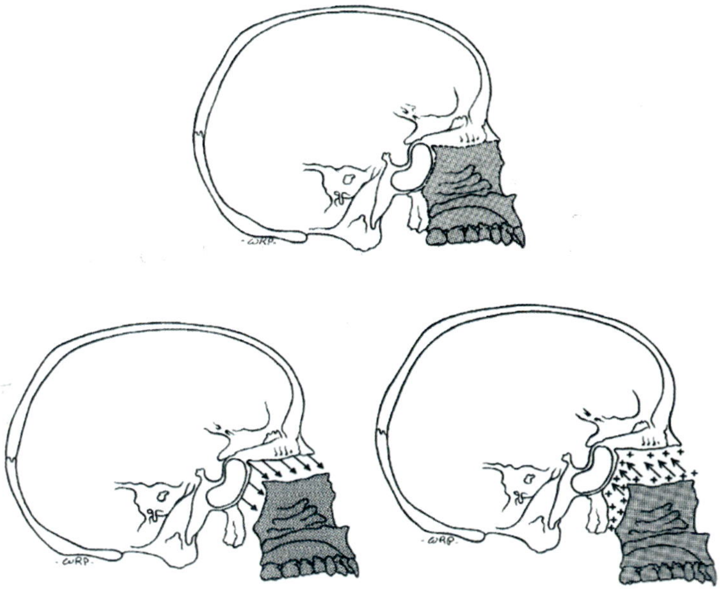

BGA 치료는 이러한 생물학적 원리를 기반으로 한다. 뺨과 혀의 근육을 조정하여 상악골 성장과 비강 확장을 유도하며, 궁극적으로 숨길의 확장과 산소공급 개선을 목표로 한다. 상악골과 비강은 막성골 성장 양식을 따르기 때문에 치료에 의한 후천적 자극에 의해 구조적 변화를 일으킬 수 있다.
BGA는 이러한 특성을 이용하여 어린이들의 상악골, 비강, 숨길을 성장시키고, 뇌 발달에 필요한 산소 공급을 증대시키는 치료를 가능하게 한다.

3장. 뇌 성장발육

인간의 뇌는 출생 직후부터 급격한 성장 과정을 거친다.
그 성장 패턴은 Scammon's Growth Curve로 대표되며, 이는 인체 여러 기관들의 성장속도를 그래프로 나타낸 것이다.

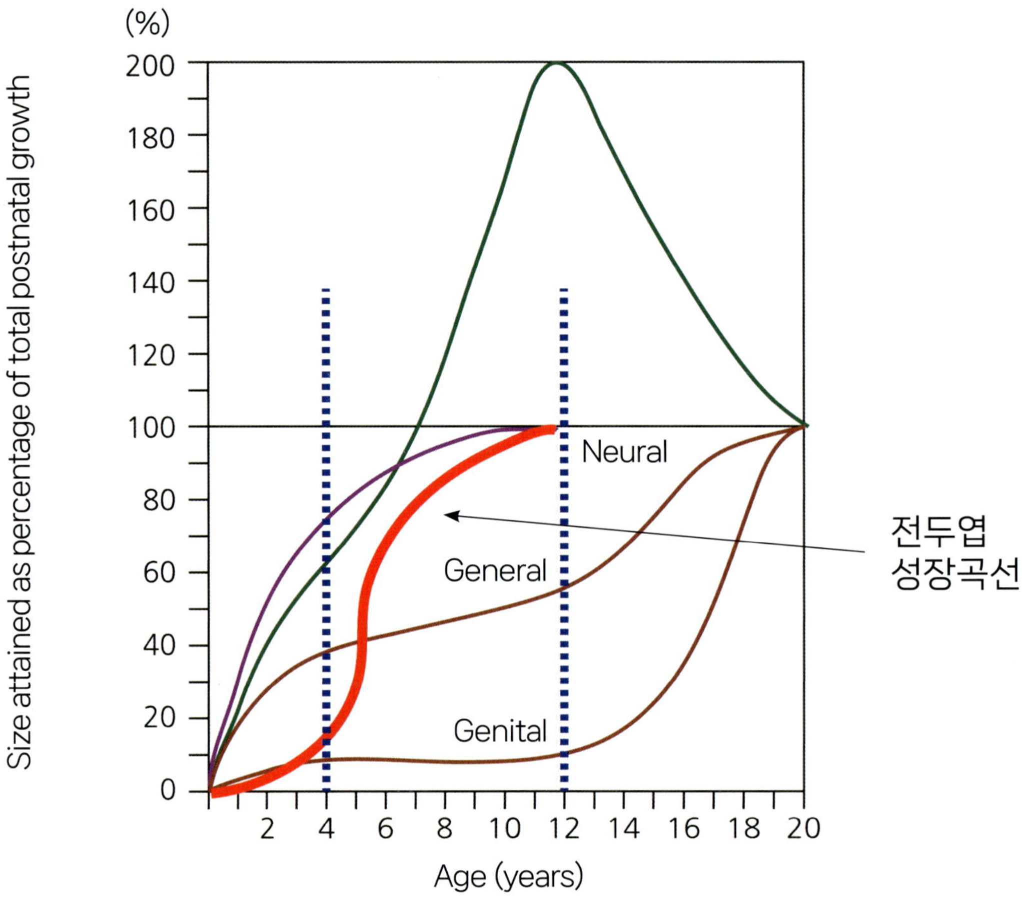

특히 뇌, 그중에서도 전두엽은 출생 후 3-12세 사이에 매우 활발한 성장을 한다. 전두엽은 인간을 인간답게 만드는 가장 핵심적인 뇌 영역으로, 고차원적 사고, 문제 해결 능력, 자기 조절, 그리고 감정 통제를 담당한다.전두엽의 신경세포와 시냅스는 3~4세 사이에 최고조로 성장한다.이 시기에 전두엽은 세포 수와 연결망을 폭발적으로 확장시키며, 이후 시냅스 가지치기 과정을 통해 더욱 정교화된다. 전두엽의 발달은 인간이 사회적 존재로 성장하는 데 필수적이며, 지능(IQ), 자기 통제력, 분노 억제 능력 같은 고차원 기능들을 결정짓는다.

1970년대 미국 스탠포드대학교에서 실시한 '마시멜로 실험'은 전두엽 발달의 중요성을 실증적으로 보여주었다. 4~6세 아동 600명을 대상으로 실시된 이 실험은 어린이들에게 마시멜로를 1개씩 주고나서, 15분동안 먹지 않고 참으면 1개를 더 주는 것이었다.실험결과, 15분간 마시멜로를 먹지 않고 참아서 마시멜로를 1개 더 받은 아이는 200명 이었다.이러한 전두엽의 참는 능력이 미래 성공 가능성과 밀접히 연결되어 있음이 밝혀졌다.

이후 30~40년에 걸친 추적 연구 결과, 미래의 이익을 위해 현재의 욕구를 참는 능력을 가진 아이들은 학교 성적이 우수하고, 대학 진학률이 높으며, 사회성과 경제력에서도 탁월한 성과를 보였다. 이는 전두엽의 '만족 지연 능력(delayed gratification)'이 인생의 질을 좌우하는 매우 중요한 요인임을 시사한다.

서울대학교병원의 어린이 뇌영상 실험 결과 또한, 4~7세 무렵 전두엽이 자기조절능력과 분노억제 기능을 완성하는 데 중요한 역할을 함을 보여주었다.이 시기에 전두엽의 발달이 제대로 이루어지지 않으면, 평생동안 충동조절이나 분노억제에 어려움을 겪을 가능성이 높아진다고 하였다.

결국 뇌, 특히 전두엽의 성장 발육을 최적화하려면, 전두엽 발달의 골든타임이라 할 수 있는 3~12세 사이에 뇌에 충분한 산소 공급과 적절한 기능적 자극이 필수적이다. 숨길을 통한 산소 공급이 원활할 때에만 전두엽은 건강하게 성장하고, 인간으로서의 고차원적 기능을 온전히 발휘할 수 있게 된다.

4장. BGA 디자인

- 위 턱뼈는 바깥쪽의 뺨근육과 안쪽의 혀가 도자기 빚듯이 빚어내는 작용에 의해 형성된다.
  입호흡등의 이유로 혀의 작용이 저하되면, 뺨근육의 작용이 우세해지면서
  위턱뼈(상악골)가 좁아지는 성장을 하게 된다.(Functional Matrix 골성장 이론)
- BGA는 뺨 근육의 작용을 차단하고, 혀근육을 활성화함으로써 상악골이 확장된다.

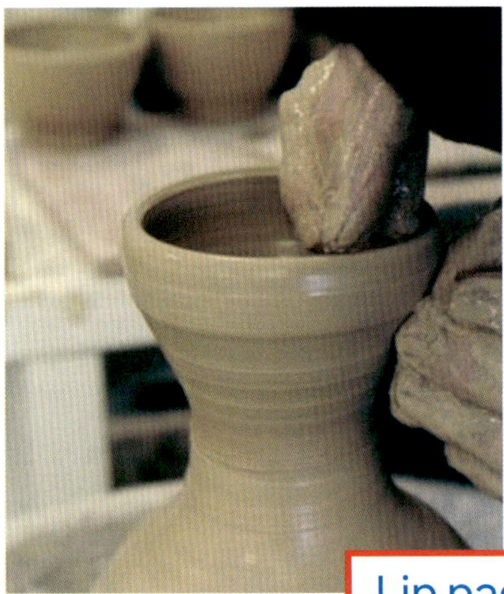

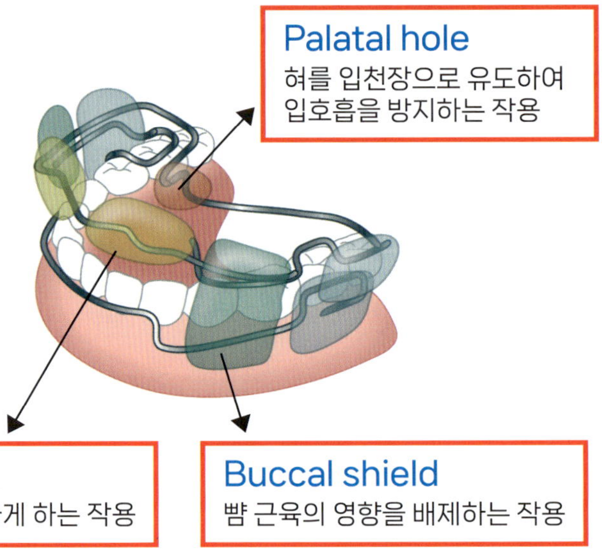

▶상악골, 비강 성장
- Intramembranous bone growth
- 후천성
- Tension Adaptive

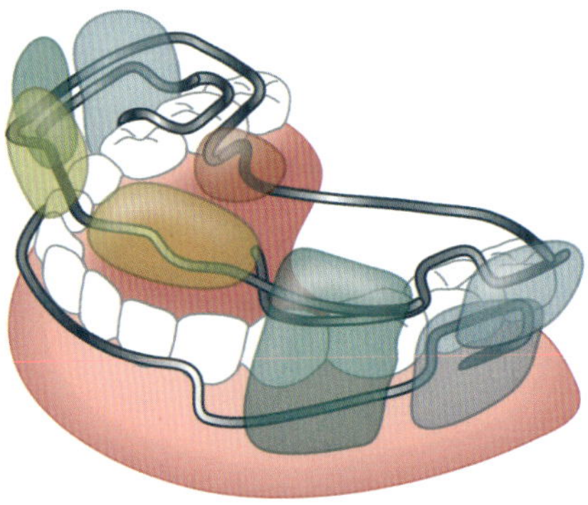

※ BGA는 부정교합 분류에 따라 BGA I, II, III로 분류된다.
- BGA I :Buccal Shield
- BGA II : Buccal Shield + 하악Lip Pad
- BGA III : Buccal Shield + 상악Lip Pad

5장. BGA 효과

BGA(Brain Growth Appliance) 치료는 숨길을 통해 전신에 긍정적인 변화를 유도한다.
그 효과는 크게 여덟가지로 정리할 수 있다.

첫째, 전두엽 발달을 촉진한다.

숨길이 확장되고 산소공급이 개선되면, 전두엽 성장에 필요한 산소가 충분히 공급되어 지능(IQ)과 자기조절능력,분노 억제능력이 향상된다.

둘째, 비염을 개선한다.

비강이 확장되면 비강의 청결이 용이해진다. 그리고 코호흡에 의해, 비강 내 산화질소 농도가 증가하고 항염증작용이 강화되어 비염 증상이 호전된다.

셋째,수면을 개선한다.

숨길이 확장되면 수면 중 입호흡과 코골이 등이 줄어들어, 양질의 수면을 취할 수 있게 된다.
이는 성장과 뇌 발달에 긍정적 영향을 미친다.

넷째, 면역력을 강화한다.

코를 통한 호흡(Nasal breathing)이 유도되면 비강과 부비동에서 산화질소(NO)가 분비되고, 산화질소는 전신 면역력 강화에 기여한다.

다섯째, 키 성장을 촉진한다.

성장판이 열려 있는 4~15세 사이에 충분한 산소가 공급되고 깊은 수면을 하게 되면, 성장호르몬 분비가 최적화되어 키 성장 속도가 빨라진다.

여섯째, 얼굴 모습을 개선한다.

상악골 성장 촉진과 중안모 리프팅 효과를 통해 균형 잡힌 얼굴형이 형성되고, 미용적 만족감이 크게 향상된다.

일곱째, 하악골 비대칭이 개선되고 이에 따라 척추측만증이 개선된다.

상악골이 좁게 형성되면 종종 하악골 비대칭이 발생하고, 이는 척추측만증으로 이어진다.
BGA 치료는 상악골을 확장하여 하악골 대칭을 유도하고 척추 건강을 지키는데 기여한다.

여덟째, ADHD 및 자폐 증상을 개선한다.

전두엽 성장부진이 주요 원인인 ADHD와 자폐 스펙트럼 장애는,숨길을 확장하여 뇌에 산소공급을 개선함으로써 증상이 완화될 수 있다.

이와 같은 효과들을 통해, BGA는 성장기 아동의 전신 건강과 삶의 질을 획기적으로 변화시키는 중요한 치료법임이 입증되고 있다.

※ BGA의 줄기세포 활성화 효과

BGA는 상기도 확장과 두개안면 성장 유도를 통해 뇌 기능과 전신 건강에 긍정적 영향을 미치는 혁신적 치료 장치이다. 최근 연구와 임상 관찰에서는 BGA가 줄기세포(stem cell)의 활성화에도 기여할 수 있는 가능성이 제시되고 있다.

그 핵심 메커니즘은 산소 공급 증가와 교감신경계 자극의 균형 회복에 있다. BGA는 비강 호흡을 유도하고 구강 호흡을 줄이면서 뇌로 산소 공급을 증가시킨다. 이러한 고산소 환경은 뇌와 골수, 그리고 주변 조직의 간엽줄기세포(MSCs) 및 신경줄기세포(NSCs)의 생존률과 분화를 촉진할 수 있다. 이는 곧 신경재생, 면역조절, 조직 재생을 유도하는 중요한 기반이 된다.

또한 BGA는 상악의 확장과 두개 기저부의 성장 촉진을 통해 Spheno-Occipital Synchondrosis 등 주요 성장판 부위의 활성을 증가시키고, 이로 인해 국소 및 전신의 줄기세포 활성화 환경을 조성할 수 있다. 이는 성장기 아동뿐 아니라 성인의 회복력과 노화 지연에도 영향을 줄 수 있는 가능성을 내포하고 있다.

요약하자면, BGA는 단순한 교정 장치를 넘어, 산소 대사 개선과 조직 생리 환경 최적화를 통해 줄기세포의 재생 능력 향상에 기여할 수 있는 전신적 의료 기기로서 주목받고 있다.

BGA효과 임상데이터 (박인출 연구)

* 환자수 : 30명

* 착용기간 : 5개월~19개월

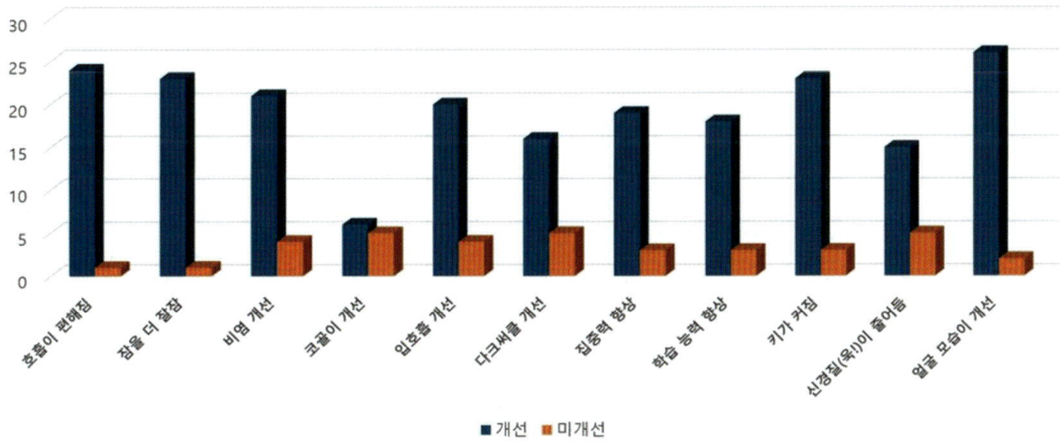

BGA 치료 후 항목별 개선률

- 환자수 : 30명
- 착용기간 : 5개월 ~ 19개월

항목		개선		미개선	
		인원수	비율	인원수	비율
1	호흡이 편해짐	24	96%	1	4%
2	잠을 더 잘잠	23	96%	1	4%
3	비염 개선	21	84%	4	16%
4	코골이 개선	8	73%	3	27%
5	입호흡 개선	20	83%	4	17%
6	다크서클 개선	16	76%	5	24%
7	집중력 향상	19	86%	3	14%
8	학습능력 향상	18	86%	3	14%
9	키가 커짐	23	88%	3	12%
10	신경질(욱!)이 줄어듦	15	75%	5	25%
11	얼굴 모습 개선	26	93%	2	7%

BGA효과 데이터 분석 (연세대학교 보건대학원 한휘종 교수 연구팀)

1. 일반어린이

- 표본수: 86명(Male:44명,Female:42명) / 나이 : 5.2세~14.4세(2025년 5월 31일 기준)
- 착용기간 : 1개월~11개월 / 착용시간 : 12.45시간(일)

항목 \ 변화	호흡	수면의 질	비염	코골이	입호흡	다크써클	집중력	학습능력	키성장	신경질	얼굴변화
No Improvement	3.5%	8.1%	34.9%	15.1%	16.3%	34.9%	17.4%	19.8%	15.1%	25.6%	10.5%
Improved	61.6%	57%	40.0%	29.1%	57.0%	33.7%	52.3%	47.7%	60.5%	32.6%	80.2%

2. 자폐스펙트럼(ASD)어린이

- 표본수: 70명(Male:42명,Female:28명) / 나이 : 5.9세~14.4세(2025년 5월 31일 기준)
- 착용기간 : 1개월~5개월 / 착용시간 : 11.97시간(일)

항목 \ 변화	호흡	수면의 질	비염	코골이	입호흡	다크써클	집중력	학습능력	키성장	신경질	얼굴변화
No Improvement	15.7%	21.4%	32.9%	20.0%	28.6%	34.3%	38.6%	38.6%	24.3%	38.6%	21.4%
Improved	64.3%	55.7%	40.0%	32.9%	52.9%	17.1%	42.9%	34.3%	52.9%	18.6%	51.4%

▶ ADHD 치료 사례 (ADHD 엄마 증언)

"BGA치료전에 다니는 병원 소아정신과에서 진단은 ADHD라고 하기에도 너무 심각할 정도였습니다.
자폐 얘기도 했었고 지적 장애 얘기도 했었고 언어장애는 기본으로 왔었는데
2021년 3월에 BGA를 시작하고 나서, 2021년 7월달에 검사를 했는데 (BGA 4개월치료)

"이 아이는 지적장애에 해당되지 않습니다."
"ADHD이지만 심하지 않고 자폐는 더더욱 아닙니다."
라는 소아정신과 주치의의 진단을 받았습니다
그때 비염도 있었고 코골이도 있었는데, 없어지면서 잠도 잘 자기 시작했고 더 차분해지기 시작했어요.
자기조절능력이 되게 많이 생긴 것 같아요.

저희 아이는 생후 22개월부터 소아정신과 치료를 받고 있었고, 대학병원에서 정기적으로 3개월에 한번씩 상담을 받고 있었어요. 그래서 더 좋아지는 것을 잘 알 수 있었죠. 아직 산만함은 있는데 약을 쓸 정도의 심한 단계는 아니고 지켜봐도 될 정도라고 했어요. 꿈 같아요!
나이가 들면 약을 써야 된다는 생각만 하고 있었는데, BGA를 착용하고 나서 키가 커지고 잠도 잘 자고, 비염도 코골이도 없어지고 아이가 좋게 성장하는 것을 봐서 이제는 마음을 놓게 되었어요.

솔직히 처음에는 BGA를 크게 믿지는 않았어요. BGA시작할 때 선생님께서 ADHD 치료자료 주셨는데 그거를 반신반의 했었는데,이제는 믿게 됐어요 확실하게 믿게 됐어요.

아이에 대해서 걱정을 많이 하지 않게 됐어요. 너무 행복합니다."

▶ 자폐 치료 사례 (자폐아 엄마 증언)

"안녕하세요?
저는 과천에 거주하고 있는 올해 12살 된 자폐아들 엄마입니다.
아들이 6세 때 자폐판정을 받고 지금까지 정말 안 해본 것 없이 열심히 치료해 매진해 왔습니다. 정말 자폐를 치료하는 100가지 방법이 있다면 그 중에서 90가지 넘게 시도했습니다. 그러던 중 자폐치료센터 소개로 상류치과를 알게 되었고 지푸라기라도 잡는 심정으로 BGA교정을 시작한지 5개월차에 접어들었습니다.

먼저 교정기 착용후 즉각적으로 나타난 변화는 비염이 치유되었다는 것입니다. 알러지성 비염이 심해서 환절기마다 항히스타민제 복용은 물론 아로마 도포 및 흡입등으로 다각도로 치료해오고 있었습니다. 그럼에도 저녁때 수영을 한 날이면 바로 코가 막히고 콧물이 흐르고 재채기가 시작되어 잠을 제대로 자기 힘들었는데 교정 시작 후 일주일도 안돼서 바로 이 현상이 획기적으로 개선되어 놀랐던 기억이 있습니다.

두번째 변화는 착석시간이 늘고 기다릴 수 있게 되었다는 것입니다. 자폐아동들은 상동행동이 심하고 주의집중력과 자제력이 약해 일상생활과 치료수업에서도 항상 착석과 주의집중을 위해 수시로 촉구를 해줘야 합니다. 교정 시작 후 2개월 정도 지난 이후부터 참을성이 생기고 제멋대로 왔다갔다하는 행동이 줄었습니다.

세번째 변화는 교정기 착용 후 자면서 중간에 깨지 않고 아침까지 푹 잘 자게 된 점입니다. 수면 중간에 깨서 잠을 설치는 일이 잦았고 그러다 보니 일상생활이나 치료시에도 늘 멍하거나 짜증을 내는 일이 잦았는데 잠을 잘 자다보니 컨디션이 좋아져 기분 뿐만 아니라 집중력도 좋아지고 잔병치레도 정말 많이 줄었습니다.

저와 저희 아들에게 새로운 희망과 가능성을 제시해주신 상류치과 박인출 원장님과 이하 직원분들께 깊은 감사를 보냅니다.다른 자폐아동들에게 BGA교정이 도움이 되길 바라는 마음에서 후기를 보냅니다."

▶ 자폐 케어 센터 주치영 센터장 증언

"2024년 3월 현재 제 센터에 BGA를 끼고 있는 자폐아들이 20명 정도 있습니다.
지난겨울에 비염 때문에 일상생활이 힘들었던 아이들이 BGA낀 이번 겨울에는 비염으로 고생하지 않았고, 훨씬 편안하게 생활하는 것을 보았습니다. 비염개선 효과- 90%(6개월이상)

BGA를 끼면서 입 안의 공간이 넓어지고,입 안의 공간이 넓어지니까 혀가 잘 움직여서 발음이 좋아지고, 언어가 더 많이 발달하는 아이들이 있었습니다. 발음개선 – 60%(6개월 이상)

입으로 호흡하다가 코로 호흡을 하니까 산소를 더 많이 들이마시게 되고, 산소가 많아지니까 뇌발달이 되면서 인지가 올라가는 아이들도 보았습니다. 인지상승 – 70%(6개월이상)

코막힘이 줄어들고, 코로 호흡하는 것이 좋아지니까 밤에 잠을 잘 자게 되고, 잠을 충분히 잘 자니까 컨디션이 좋고, 차분해지는 아이들도 있습니다. 전반적인 발달 개선 -70%(6개월이상)

1년 정도 BGA 낀 20명의 자폐아들과 20명정도의 BGA를 끼지 않은 자폐아들을 비교해본 결과, 비염, 발음, 인지가 BGA를 끼지않은 아이들보다 60~90%정도 유의하게 좋아진 것을 볼 수 있었습니다."

<BGA의 자폐 개선 효과>

1. 뇌발달 촉진

- 두개골 공간 확장
- 뇌 척수액(CFS) 순환 개선
  →뇌기능 활성화

2. 인지능력 향상

- 집중력, 기억력, 문제 해결력 향상
- 학습 속도 개선

3. 언어,의사소통 발달

- 발음 및 말 표현 개선
- 언어 처리 기능 강화

4. 감각처리 조절

- 시각, 청각 과민 완화 가능성
- 감각 자극에 대한 반응 안정화

5. 정서,행동 개선

- 불안감, 강박 행동 완화
- 자기 조절력 향상

6. 수면의 질 향상

- 기도 구조 개선 ▶ 원활한 호흡
- 숙면 유도 및 낮 시간 집중도 향상

6장. BGA 치료시기

BGA 치료의 핵심은 뇌 성장과 숨길 발달의 골든타임을 놓치지 않는 것이다. 뇌는 생후 0-12세 사이에 활발한 성장을 지속한다. 특히 대뇌 전두엽은 인간의 지능, 자기조절 능력, 분노억제 능력을 담당하는 중추로, 3세부터 12세까지 성장의 황금기를 맞이한다. 특히, 3-7세 사이에 전두엽은 폭발적으로 성장한다.
전두엽의 발달시기에 숨길을 통해 충분한 산소가 공급되는 것이 매우 중요하다.

숨길이 막혀 산소 공급이 부족하면 전두엽 성장부진이 초래되고, 그 결과로 지능 저하, 자기조절 장애, 분노억제능력 저하,그리고 더나아가 ADHD 및 자폐스펙트럼 장애로 이어질 수 있다.
따라서 BGA 치료의 최적 시기는 3세부터 12세까지로 설정한다. 이 시기에 숨길을 확장하고 비강을 넓혀주면 전두엽의 건강한 발달을 촉진하여, 아동의 인지적, 정서적, 신체적 성장을 최적화하는 역할을 한다.
특히 4세부터 7세 사이는 자기조절 능력의 발달이 가속화되는 시기이므로, 이 시기에 BGA를 적용하는 것이 전두엽 성장과 미래 성공 가능성을 극대화하는 데 효과적이다.

한편, 성인의 경우에도 숨길 확장을 통한 건강 증진과 역노화가 가능하다. 이를 위해 필자는 성인을 위한 구강장치인ONORA(Oxygen Nitric Oxide Reverse-aging Appliance)를 개발하였다.
ONORA는 숨길을 확장하여 산소 공급을 늘리고, 혈액 순환을 개선하며, 수면의 질을 향상시키고, 면역력을 높이는 다양한 긍정적 효과를 발휘한다. 성인 ONORA 치료 사례에서는 비염 개선, 수면 무호흡 감소, 호흡 개선, 성기능 향상, 주름 완화 등의 효과가 관찰되었다.

BGA는 성장기 아동의 '성장기 치료'를 담당하고, ONORA는 성인의 '역노화 치료'를 담당하는 솔루션이라 할 수 있다.

결론적으로, 숨길을 통한 산소 공급 최적화는 성장기어린이와 성인 모두에게 필요한 요소라고 할 수 있으며, 이를 가능하게 하는 치료가 바로 BGA와 ONORA이다.

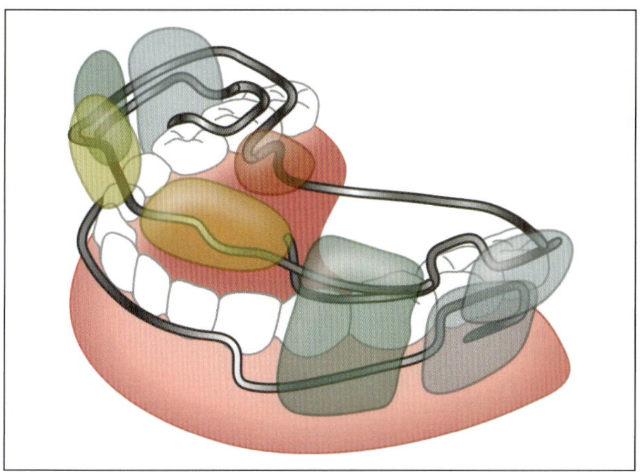

<BGA>

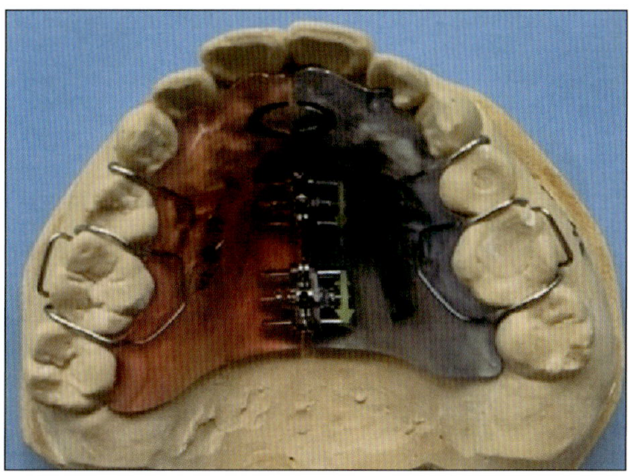

<ONORA>

7장. BGA와 두뇌발달

1) 뇌는 산소로 자란다 : 코호흡과 두뇌의 생리적 연결

우리의 뇌는 체중의 약 2%에 불과하지만, 전체 산소 소비량의 약 20~25%를 차지한다. 이 말은 곧 뇌는 그 어떤 기관보다도 산소에 대한 의존도가 높다는 것을 의미한다. 특히 전두엽은 인간 고유의 인지 기능(계획수립, 문제 해결, 판단, 감정 조절, 창의력)을 담당하며, 이 부위는 성장기 아동의 발달에 있어 매우 민감한 구조다. 이처럼 고 대사 기관인 뇌는 충분한 산소를 통해 대사를 유지하며, 시냅스 형성과 신경세포 간 연결을 통해 학습과 기억을 가능하게 한다.

뇌의 산소 수요는 단순한 에너지 소비를 넘어서 뇌세포의 생존, 신경 전달물질의 생성, 전기적 활동 조절, 그리고 뇌파의 안정성과도 직결되어 있다. 특히 청소년기 전두엽의 급속한 시냅스 가지치기 과정은 적절한 산소 공급 없이는 비효율적으로 진행될 수 있으며, 이는 학습능력과 정서 조절력에 장기적 결함을 남긴다. 뇌 발달은 '산소'라는 연료 없이는 정상적으로 작동할 수 없으며, 호흡의 질은 이러한 뇌 발달 경로를 근본적으로 좌우한다.

산소가 뇌에 도달하기 까지의 경로는 우리가 숨을 쉬는 방식에 따라 결정된다. 일반적으로 산소는 폐에서 혈류로 흡수되어 심장을 통해 뇌로 전달되는데. 이 과정에서 가장 중요한 변수는 바로 '호흡의 질'이다. 코호흡은 공기를 따뜻하게 데우고, 습도를 유지하며, 먼지나 유해 입자를 걸러주는 정화 기능을 수행한다. 이는 뇌로 도달하는 산소가 안정적이고 최적화된 조건을 갖추도록 돕는다.

반면 입으로 숨을 쉬게 되면 이러한 정화 과정이 생략되어 차가운 공기, 건조한 공기, 불순물이 포함된 공기가 직접 폐로 들어간다. 이로 인해 산소 교환의 효율이 떨어지고, 수면 중에는 산소 포화도가 감소하며 수면의 질이 저하된다. 성장기 아동이 구호흡을 할 경우, 뇌는 만성적으로 산소 부족 상태에 놓이게 되고 이는 곧 전두엽의 발달 저해, 인지력 저하, 집중력 저하, 정서 불안정으로 이어질 수 있다.

게다가 입호흡은 구강건조, 잇몸 염증, 부정교합의 원인이 되며, 상기도 저항증가로 인해 수면 중 각성을 유도한다. 이는 심층 수면의 단절로 이어지고, 그 결과 기억 통합 과정, 감정 안정화, 성장호르몬 분비 등 수면의 중요한 생리학적 기능이 무너진다. 결국, 산소 부족과 수면 단절은 두뇌 발달의 근본적인 장애 요인이 된다.

2) 구호흡 아동과 IQ저하 : 과학적 근거

구강호흡은 단순한 습관을 넘어서 아이의 두뇌 발달과 학습 능력에 중대한 영향을 미치는 병리적 현상이다. 다수의 임상 연구에서 구호흡 아동은 비호흡 아동에 비해 평균 IQ가 낮고, 언어 처리, 수리 연산, 집중력, 감정 조절 등 다양한 영역에서 불균형을 보였다. 특히 언어 이해력, 수리력, 시공간 지각, 작업기억 영역에서의 편차가 두드러지며 이는 학업 성취 뿐 아니라 사회성 형성에도 부정적인 영향을 미친다.

브라질의 Nunes & Martins(2016)은 구호흡 아동 80%가 학습장애 증상을 보였으며, 집중력 저하와 단기 기억력 약화가 동반되었다고 보고하였다. 이는 단순히 공기 흐름의 문제를 넘어서, 뇌에 도달하는 산소량과 질의 변화가 인지발달을 저해함을 보여준다. 특히 구호흡으로 인해 수면의 질이 저하되고., 수면중 산소포화도 감소, 반복적인 각성(arousal)등이 발생할 경우, 시냅스 재정렬과 뇌파 안정화가 저해되어 학습에 필수적인 신경학적 조건이 갖춰지지 못한다.
유럽호흡학회 저널(2004)에서는 폐쇄성 수면무호흡증(OSA)을 가진 아동의 전두엽 백질에서 NAA(N-acetylaspartate) 및 Cho(Choline)수치가 유의하게 감소된 것을 발견했다. 이는 전두엽 기능 이상과 연관되며, 감정 조절 장애, 문제 해결력 저하, 주의 집중 장애 등을 유발할 수 있다. 이러한 아동들은 수업시간 동안의 집중 유지 시간이 짧고, 단체 활동 중 감정 기복이 심하며, 스트레스에 대한 회복 탄력성이 떨어지는 경향이 있다.
또한, PLOS Medicine(2006)에서 발표된 연구에 따르면, 수면무호흡을 겪는 아동의 해마(hippocampus) 부피가 줄고 백질 밀도가 낮아졌으며,이는 학습 및 기억 형성과 직접적인 연관이 있다. 단순히 수면 중 코를 고는 증상으로 여겨졌던 증상들이 뇌의 구조변화와 연결되어 있다는 점에서, 구호흡과 기도 협착 문제는 소아 정신건강의 새로운 주요 원인으로 떠오르고 있다.
심리적 관점에서도, 구호흡 아동은 사회적 위축, 낮은 자기효능감, 정서 불균형등 정서 발달의 왜곡을 경험할 가능성이 높다. 이는 친구 관계의 형성, 학급 내 참여도, 발표력 등에서 부정적인 결과를 낳으며, 궁극적으로 자존감과 자아형성에까지 영향을 미친다. 결국, 호흡의 경로는 단순한 신체 기능의 문제가 아니라, 아이의 인지 능력, 정서 상태, 사회성과 전반적인 인생의 방향성에까지 중대한 영향을 끼치는 핵심 요인임이 입증되고 있다.

3) 숨길치과학과 BGA의 탄생

숨길치과학(Airway Dentistry)은 21세기 이후 치의학의 흐름을 전환시킨 임상적 패러다임이다. 이 접근법은 치아 배열이나 교합 상태를 치료하는 데 그치지 않고, 호흡의 질과 기도 공간 확보를 중심으로 아동의 전신 건강과 두뇌 발달을 통합적으로 이해하고 개입한다. 이러한 변화는 기존의 교정치료가 놓치고 있던 '숨의 질'이라는 요소를 의학적 중심으로 끌어올린 것이다.
숨길치과학은 전통적인 교정학의 한계를 지적하며, 코호흡 유도, 기도 확보, 혀 위치 재조정 등을 통해 근본적인 치료를 지향한다. 실제로 입호흡은 상악골의 성장 저해, 협소한 비강 구조 형성, 얼굴의 수직성 과성장 등을 유도하며, 이는 곧 기도협착과 수면 장애로 이어진다. 이 문제는 단순히 미적인 얼굴 균형의 문제가 아니라, 산소 공급의 질 저하, 전두엽 대사 감소, 집중력 저하 등 생리학적 문제로 귀결된다.
이러한 배경에서 탄생한 장치가 바로 BGA(Brain Growth Appliance)이다. 이 책의 저자인 박인출 박사에 의해 개발된 이 장치는 전통적인 교정장치와는 다른 설계 철학을 기반으로 한다. BGA는 상악골을 확장하여 비강 공간을 확보하고, 혀의 위치를 구개부로 유도하여 코호흡을 자연스럽게 정착시킨다. 더불어 수면 중에도 기도가 개방될 수 있도록 설계되어 산소포화도를 안정화 시키는데 효과적이다.

BGA는 다음과 같은 복합 기능을 수행한다.

- 상악 확장 기능으로 비강 및 비인두의 횡적 공간을 넓힘
- 혀 구개부 유도 디자인으로 혀의 위치 안정화
- 비강 호흡을 촉진하기 위한 통로 및 기류 유도 구조 포함
- 성장기 아동의 안모 균형과 기도 기능을 동시에 고려한 설계

이 창치는상악골, 비강, 숨길 구조를 바꿈으로써, 아이의 뇌 발달 환경을 개선하는 데 중점을 둔다. 특히 BGA의 핵심 목적은 다음과 같다.

1. 기도 협착으로 인한 수면 무호흡 증상을 완화하고 산소공급 경로 정상화
2. 혀 위치의 안정화를 통해 입 호흡 습관개선 및 입술 밀폐 유지
3. 전두엽 산소 대사 정상화를 통해 집중력, 학습력, 감정 조절 능력 향상

실제로 BGA 착용 후 산소포화도가 향상되었으며, 뇌파의 안정성과 심박수의 안정화가 동반되는 사례가 다수 보고되었다. 이는 단지 '숨을 잘 쉬게 되었다'는 차원을 넘어, 두뇌의 생리적 조건이 개선되어 아이의 전반적 삶의 질이 향상되었음을 의미한다.
숨길치과학과 BGA는 이제 단순한 교정치료의 대안이 아니라, 신경 발달 치료와 수면 의학, 아동 정신건강의 통합적 접근법으로 진화하고 있다. 이는 곧 치과의사가 치아 및 구강 치료자를 넘어서, 성장기의 전신 건강과 두뇌 환경을 설계하는 핵심 전문가가 되어야 함을 의미한다.

4) BGA 장치의 원리와 IQ향상의 연결고리

BGA(Brain Growth Appliance)는 일반적인 교정 장치가 아니다. 기도 확장과 혀 위치 조정이라는 구조적 개입을 통해 아이의 호흡을 바꾸고, 이로써 뇌로 가는 산소 공급을 향상시키는 장치이다. 이러한 물리적 변화는 곧 수면의 질 향상, 전두엽 활성화, 인지 기능 개선이라는 생리학적, 신경학적 효과로 이어지며, 이는 학습 능력과 감정 조절 능력, 사회성 발달에 결정적 기여를 한다.

BGA는 크게 네 가지 주요 메커니즘을 통해 두뇌 기능 향상에 기여한다.

1. **상악골 확장을 통한 기도확보** : BGA는 상악골을 횡적으로 확장한다. 이로인해 비강과 비인두 공간이 넓어져 공기의 흐름 저항이 줄고, 자연스러운 코호흡이 가능해진다. 이러한 구조적 확장은 단순한 기류 증가를 넘어서, 기도협착으로 인한 수면무호흡, 코골이, 구강건조 등의 문제를 개선시킨다.
2. **혀 위치 안정화를 통한 입벌림 방지** : 구강호흡 아동의 경우 혀가 아래로 처져 있는 저위설 상태가 흔하며, 이는 입술의 밀폐력을 약화시키고 입호흡을 유도한다. BGA는 혀 패드를 통해 혀가 구개부에 자연스럽게 위치하도록 유도함으로써, 구강 안정성을 확보하고 코호흡을 유도한다. 이는 전반적인 안모균형 유지에도 긍정적인 영향을 미친다.
3. **수면 중 기도 개방 유지를 통한 산소포화도 개선** : BGA장치는 특히 수면 중에도 기도가 붕괴되지 않도록 지지 구조를 형성해, 산소포화도 하락을 방지한다. 이는REM수면과 N3수면(깊은수면) 단계를 안정화 시키고, 그 결과 뇌의 회복력과 신경 가소성(neuroplasticity)을 증가시킨다/ 뇌는 이 단계에서 학습한 정보를 통합하고, 감정 조절 회로를 안정화시키며, 성장호르몬을 분비한다.

4. **전두엽 산소 대사 증가를 통한 인지 기능 회복** : 코 호흡을 통한 안정된 산소 공급은 전두엽의 대사 기능을 활성화한다. 전두엽은 작업기억, 주의집중, 계획 수립, 감정억제, 판단력 등 고등 인지 기능을 담당하는 영역으로, 산소 부족시 기능 저하가 뚜렷하다. BGA착용 아동에서 뇌기능 관련 뇌파(EEG)안정화, 수면 후 회복감 증가, 학습 시간 증가 등이 보고되며, 이는 전두엽 기능의 회복을 방증한다.

이러한 기전들은 단순히 이론에 머무르지 않는다. BGA 치료를 받은 다수의 아동에게서 실제적인 행동 및 인지 능력의 변화가 관찰된다. 예를 들어, 이전에는 10분이상 앉아 있지 못하던 아동이 30분이상 집중하며 공부를 지속하고, 시험보는 중에도 산만함 없이 문제를 끝까지 읽고 해결하는 모습으로 변화된다. 보호자들은 아이가 '잠을 푹 자고 일어나 상쾌해졌다', '말이 또렷해지고 질문에 논리적으로 답한다', '감정 기복이 줄고 친구들과의 관계가 좋아졌다'는 등 실질적인 변화를 보고한다.
BGA는 그 자체로 새로운 형태의 두뇌발달 지원도구이며, 호흡을 기반으로 뇌의 생리 환경을 재 설계하는 장치이다. 이는 교정의 범주를 넘어선, 전신 성장과 신경 인지 기능 회복의 통합 플랫폼이라고 할 수 있다.

5) 사례분석 : 뇌는 숨의 질에 반응한다

BGA장치의 효과는 이론이나 수치로만 존재하지 않는다. 실제 임상 현장에서 관찰되는 아이들의 변화는 숨길치과학이 교정의 영역을 넘어 두뇌 발달과 삶의 질을 바꾸는 실질적 개입임을 보여준다. 다양한 임상 사례에서 BGA착용이후 집중력 향상, 감정 조절력 회복, 수면 질 개선, 학업 성취도 상승, 얼굴모습의 변화 등 다방면의 긍정적인 반응이 관찰되었다.
예를 들어, 초등학교 3학년 A군은 치료 전까지 수업 시간에 앉아 있지 못하고 쉬는 시간에도 공격적인 행동을 보이던 아동이었다. 수면 중 코골이가 심하고. 아침마다 피곤해하며 기상에 어려움을 겪었다. BGA 장치 착용 3개월 후, 코골이가 없어지고 수면의 질이 개선되었다. 수업 집중시간은 10분에서 35분으로 증가하였다. 교사와 부모 모두 아이의 눈빛이 맑아지고, 말수가 또렷해지며 감정 표현이 안정되었다고 증언하였다.

또 다른 사례인 C양은 중학교 1학년으로, 학업 스트레스와 함께 수면의 질이 매우 낮은 상태였다. 입을 벌리고 자는 습관이 있었고, 아침마다 눈 밑이 검고 무기력함을 호소하였다. 수면 시간은 충분했지만, 자주 깨고 악몽을 꾸는 등 회복이 되지 않는 수면 상태였다. BGA착용 후, 수면의 연속성이 회복되었고, 수면 후의 피로도가 현저히 줄었으며, 학업 태도에도 긍정적인 변화가 나타났다. 과학 교과에서 이전보다 문제를 더 정확하게 읽고 이해하며 논술 평가에서도 상위권 점수를 획득하였다.
이러한 사례 외에도 다음과 같은 공통적인 패턴이 반복적으로 확인된다.

- **집중력 향상** : 수업 중 산만함 감소, 책상에 앉아있는 시간 증가. 과제 완성률 향상
- **감정 안정화** : 짜증, 울음, 분노 빈도 감소, 친구와의 관계회복, 부모와의 대화 증가
- **수면 질 개선** : 코골이 및 입벌림 수면 감소, 아침 피로감 해소, 주간졸림 소멸
- **학습 능력 회복** : 독해력과 수리력 향상, 시험 시간 관리 능력 증진. 평가 결과 향상
- **외모와 자존감 변화** : 함몰된 중안모의 리프팅 효과, 코의 융기, 안모의 대칭 회복

치과 영역에서 전신 건강 및 뇌 발달에 이처럼 명확한 영향을 줄 수 있는 치료는 드물다. BGA는 장치를 끼우는 것 이상의 효과를 낸다. 아이의 두뇌 환경을 바꾸고, 그 안에서 사고하고 감정 조절하며 배우는 능력을 복원한다.

부모와 교사의 관찰은 특히 중요하다. 많은 보호자들은 BGA치료 후 아이가 '자기 전에 책을 읽겠다'고 스스로 말한다거나, '수학문제를 풀 때 지루해 하지 않고 끝까지 도전한다'는 행동의 변화를 이야기한다. 이처럼 행동 변화는 의식적인 노력의 결과가 아니라, 생리적 회복이 인지와 감정에 긍정적인 피드백을 준다는 것을 의미한다.

즉, 뇌는 숨의 질에 반응하고, 아이는 그에 따라 학습 능력과 감정을 조율하며 성장한다. 숨을 바꾸는 일은 아이의 삶을 바꾸는 일이며, BGA는 그 변화를 실현하는 임상적인 도구로 자리매김하고 있다.

6) 두뇌 발달 격차와 숨길 치과학의 사회적 가치

현대 사회는 교육 불평등을 넘어, '숨의 불평등'이라는 새로운 격차를 드러내고 있다. 어떤 아이는 하루 8시간 깊은 수면을 통해 두뇌를 재생하고 시냅스를 강화하는 반면, 어떤 아이는 밤마다 기도가 막히고 산소 부족으로 인해 시달리며 뇌 발달이 지연되고 있다. 이 차이는 단지 공부법이나 교육 환경의 문제가 아니라, 가장 기본적인 생리학적 조건에서 비롯된 것이다. 즉, 교육 이전에 '숨 쉬는 환경' 자체가 불균형한 사회 구조가 존재하는 것이다.

숨길치과학은 이러한 생리적 격차를 해소하기 위한 중요한 해법을 제시한다. BGA장치를 비롯한 기도 중심의 치료는 단순히 기능적 개선에 머물지 않고, 아동의 인지 발달, 감정 조절, 수면 안정, 성장 발달 등 삶의 전 영역에서 긍정적인 변화를 유도한다. 이는 곧 두뇌환경을 재설계하고, 교육 성취와 삶의 질에 실질적인 차이를 만들어내는 임상적 도구로 작용한다. 학습 격차, 정서 격차, 건강 격차가 기도 구조와 호흡 방식에 의해 시작 될 수 있다는 점은, 향후 사회 정책에 있어 중대한 고려 요소가 되어야 한다. 또한 부모의 인식 차이, 의료 정보 접근성의 차이로 인해 일부 아동만이 이 혜택을 누리고 있다는 점에서, 숨길치과학은 공공의료와 정책 영역에서도 다루어야 할 과제로 부상하고 있다. 예를 들어, 저 소득층 아동일수록 구강호흡, 아데노이드 비대, 알레르기성 비염 등의 문제를 더 많이 겪고 있음에도 불구하고 조기 진단이나 치료를 받지 못하는 경우가 많다. 이는 단지 의료 사각지대가 아니라, 뇌 발달과 미래 생산성의 격차로 이어지는 심각한 문제다.

학교 보건 체계 내에서 기도 건강 검진이 정례화된다면, 조기 개입을 통해 수 많은 아동의 삶을 변화 시킬 수 있다. 코골이, 낮 동안의 졸림, 구강호흡, 입벌림 수면, 집중력 저하 등을 단순한 성장기의 현상으로 넘기지 않고 기도협착에 대한 경각심을 사회 전반으로 확산 시킬 필요가 있다. 공교육 시스템 내에서 교사들이 기도 건강을 위협하는 기초적 증상들을 인지하고, 부모에게 전달하며, 연계된 진료기관과 소통 할 수 있는 체계가 마련되어야 한다.

숨길 격차는 단지 건강의 문제로 끝나지 않는다. 아이의 자존감 형성, 진로 성취도, 정서 발달의 안정성에도 큰 차이를 만든다. 숨길을 조기에 확보해준 아이와, 그렇지 못한 채로 사춘기를 지나고 성인이 되는 아이는 얼굴구조나 치열의 차이 뿐 아니라, 뇌의 발달 경로 자체가 달라질 수 있다. 이는 곧 '의료 기반의 두뇌 불평등'이라는 새로운 사회 문제로 대두된다. 치아 교정은 받았지만 숨은 여전히 제대로 쉬지 못하는 아이, 얼굴과 치아는 예뻐졌지만, 여전히 집중하지 못하고 감정기복이 심한 아이는 그 원인을 심리나 교육 환경에서 찾기 전에 기도와 수면을 먼저 들여다볼 필요가 있다.

결론적으로, 숨길 치과학은 소아과, 신경과, 교육학, 정신건강의학, 공공의료정책을 관통하는 연결점에 있다. 이 학문이 임상에서 활성화되고 제도적 기반위에 정착될 때, 우리는 진정으로 '숨 잘 쉬는 아이가 잘 자란다'는 명제를 실현 할 수 있을 것이다.

7) 치과의사의 새로운 역할 : 성장의 조력자

숨길치과학의 시대, 치과의사는 충치와 치열을 치료하는 역할을 넘어서 아이의 두뇌 발달, 수면 질, 감정 조절 능력, 사회성까지 관여 할 수 있는 포괄적 건강 전문가로서의 역할을 수행해야 한다. 이는 단지 직무 범위의 확장을 뜻하는 것이 아니라, 임상의식의 패러다임 전환을 의미한다.

과거의 치과 진료는 통증의 해결, 치아배열의 개선, 저작기능 회복, 미용적 완성도를 중심으로 구성되었으나, BGA와 같은 숨길 기반장치는 아이의 생리학적 성장환경을 직접적으로 다룬다. 따라서 오늘날의 치과의사는 다음과 같은 역할로 확장되어야 한다.

1) 기도상태를 평가하는 선별자 :

입을 항상 벌리고 있는 아동, 입냄새가 심하거나 만성적인 비염을 겪는 아동, 수면 중 코골이나 뒤척임이 심한 아동을 관찰하고 그 원인이 기도 협착인지 판단 할 수있어야 한다. 이를 위해 기본적인 수면의학, 이비인후과적 진단 기준에 대한 교육이 필수적이다.

2) 성장 조절의 설계자

BGA장치를 통해 치아배열을 넘어서 상악골 성장 유도, 혀 위치 재학습, 비강 확장이라는 전신 성장 요소를 조정하게 된다. 이는 두개안면 성장 뿐 아니라 기도 구조 개선을 통해 뇌 산소 공급에까지 관여하게 되는 역할이다.

3) 두뇌 발달의 촉진자

코호흡을 유도하고 심층수면을 회복시킴으로써 아이의 전두엽 활성화, 학습 지속력 증가, 감정조절 능력 강화 등을 돕는 간접적이지만 결정적인 조력자가 된다. 뇌 발달을 고려한 치료 설계가 가능한 치과의사는 아동 성장의 총감독이라 할 수 있다.

4) 보호자와 교사의 조력자

많은 경우, 부모와 교사는 아이가 게으르거나 산만하다고 오해한다. 치과의사는 수면과 호흡의 문제, 기도구조의 이상이 행동과 학습 문제로 이어질 수 있음을 설명하고 이해시킴으로써, 가족과 학교에서의 대응 방식을 바꿔준다.

5) 예방 중심의 의료 실천가

증상이 나타난 후 개입하는 것이 아니라, 조기 스크리닝을 통해 향후 발생할 학습장애, 행동장애, 성장지연을 예방한다. 숨길치과학은 치료가 아닌 '설계'이며, 치과의사는 문제를 늦추는 사람이 아닌 문제를 '예측하고 사전에 막는사람'이 된다.

또한, BGA와 같은 장치를 제대로 활용하기 위해서는 치과의사가 수면다원검사해석, 뇌파 변화, 성장호르몬 분비 리듬, 교정학과 생리학의 융합 지식 등을 습득해야 한다. 이는 기존 치과 커리큘럼을 넘어서는 학제간 융합 역량을 요구하지만, 그만큼 높은 수준의 전문성과 신뢰를 확보 할 수 있는 기회이기도 하다.

미래의 치과는 단지 치아를 다루는 공간이 아니라, 아이의 '숨, 수면, 뇌, 삶'을 설계하는 건강 플랫폼이 되어야 한다. 그리고 그 플랫폼의 중심에는 숨길을 이해하고 설계할 줄 아는 치과의사가 있어야 한다.

8) 결론 : 숨을 바꾸면 두뇌가 바뀐다

BGA와 숨길치과학은 새로운 기술이나 트렌드에 그치지 않는다. 그것은 인간발달의 가장 근본적인 조건(산소와 수면)을 회복함으로써 두뇌의 가능성을 복원하고, 아이가 자기 잠재력을 최대한 발휘할 수 있도록 돕는 의료 혁신이다. 이 접근은 '치아' 중심이 아닌 '기도' 중심의 진료이며, 결국 이는 아이의 '삶'을 바꾸는 진정한 패러다임 전환이다.

많은 아동들이 학습장애. 집중력 저하, 감정기복, 사회성 부족 등의 문제를 겪고 있다. 지금까지 이러한 문제들은 주로 심리학, 교육학, 혹은 양육 방식의 문제로 여겨졌으나, 우리는 이제 '숨길'이라는 생리학적 관점을 통해 이 문제의 뿌리를 다시 들여다 보아야 한다. 학습능력 저하의 주요 원인이 뇌의 산소 공급 저하, 수면의 질 저하, 기도 협착으로 인한 만성 스트레스 반응에서 비롯될 수 있다는 연구 결과는 이를 뒷받침한다.

코호흡을 가능하게 하는 숨길 구조는 단순히 공기의 통로가 아니라, 뇌 기능의 기반이며 학습 능력의 전제조건이다. BGA는 이러한 숨길을 구조적으로 확장하고, 생리적으로 안정화하는 구강장치다. 이를 통해 우리는 아이의 수면 구조를 복원하고, 산소포화도를 높이며, 전두엽 기능을 정상화 할 수 있다. 이는 곧 IQ향상으로 이어지는 과학적 선순환을 만든다.

예를 들어, BGA치료를 통해 2년간 집중력 부족과 학업 부진을 겪었던 아동이 학급 상위권으로 올라서는 사례가 보고되고 있다. 그 변화는 아이가 단지 공부를 열심히 하게 된 것이 아니라, 공부 할 수 있는 신경학적·생리학적 조건이 회복되었기 때문이다. 아이가 달라진 것이 아니라, 아이의 뇌가 다시 '제 기능'을 하기 시작한 것이다.

숨길을 다룬다는 것은 결국 아이의 가능성을 다룬다는 것이다. 우리가 숨길을 조정하고 치료하는 것은, 단지 치열을 예쁘게 맞추는 것이 아니라, 인생의 방향을 다시 설정해주는 일이다. 외모 중심 치료보다 훨씬 더 본질적이고 근본적인 개입이며, 그 영향은 평생에 걸쳐 지속될 수 있다.
앞으로의 시대는 단순한 치료가 아니라, 예측과 예방 중심의 의료를 요구한다. 치과의 역할은 점점 더 확장되고 있으며, 그 중심에는 숨길과 기도 건강이 있다. 숨을 바꾸면 수면이 바뀌고, 수면이 바뀌면 두뇌가 바뀌며, 두뇌가 바뀌면 아이의 인생이 바뀐다.

이 단순하고도 강력한 사실은 이제 치과를 넘어 교육, 복지, 공공보건의 핵심 명제가 되어야 한다. 부모는 더 이상 아이의 행동만을 탓해서는 안 되며, 교육자는 성적만을 문제 삼아서는 안 된다. 의료인은 병만을 보고 치료할 것이 아니라, '숨'을 관찰하고 질문해야 한다.

결국, 이 모든 변화의 출발점은 '인식의 전환'이다. 우리는 이제 아이의 입이 아니라 '숨'을 봐야하며, 아이의 말이 아니라 '호흡'을 들어야한다. 그리고 이 책을 읽고 숨에 대해 다시 생각하기 시작한 독자가 그 변화를 이끌 첫번째 주체가 될 수 있다.
숨을 바꾸는 일은 아이의 인생을 바꾸는 일이다.
그 시작은 아주 작고 조용한 질문에서 비롯된다.

"우리 아이는 지금, 어떻게 숨 쉬고 있는가?"

8장. BGA 치료사례

BGA치료는 다양한 임상 사례들을 통해 그 효과가 입증되었다.
이 책에서는 부정교합 종류에 따른 다양한 사례들을 소개한다.

<BGA Ⅰ Case>

- 7세 11개월 , 남자

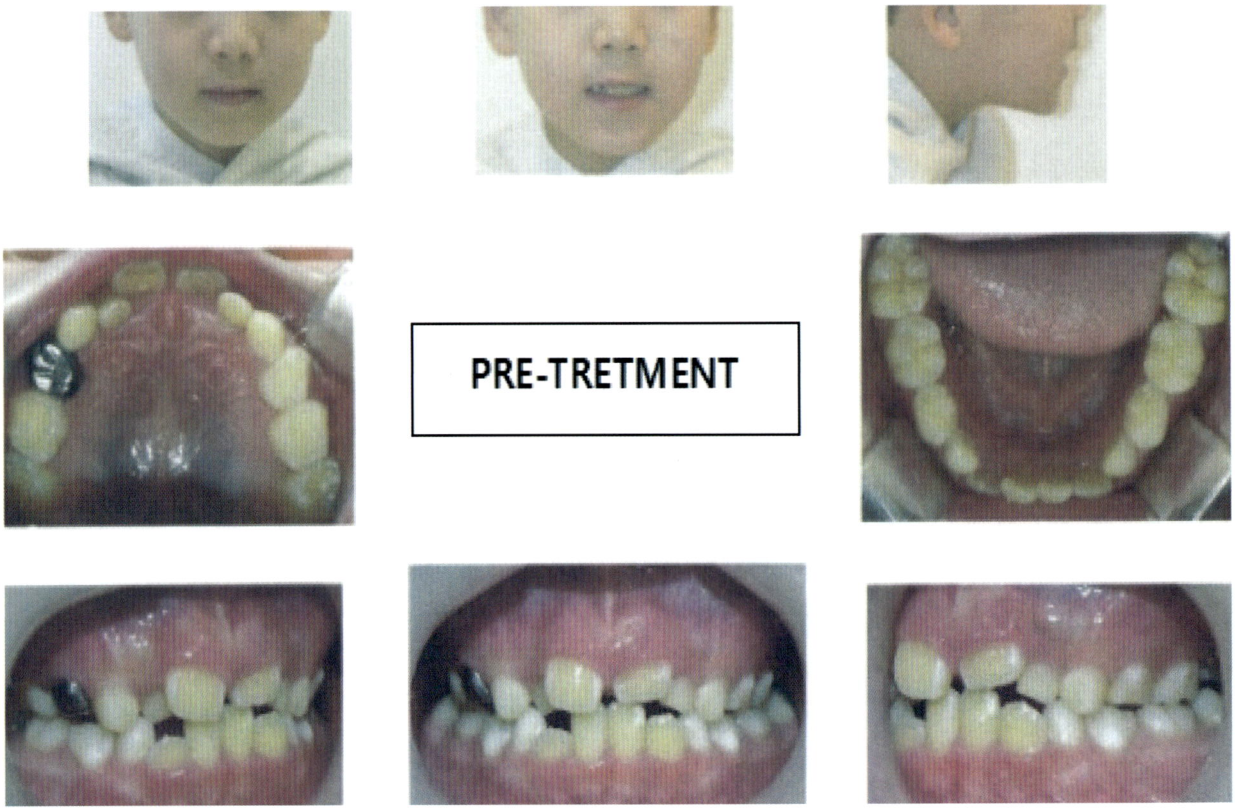

Problem List

- 상악골 협소 : 비강, 숨길 협소
  1) →산소 저하→ 뇌발달 저하→ (전두엽) 1) 지능, 집중력, 주의력, 기억력 저하
  2) 자기조절 능력 저하
  3) 분노 억제능력 저하
  2) →산화질소 저하→ 면역력 저하
  - 높은 구개부
  - 중안모 함몰
  - 상•하악 전치부 Crowding
  - 비염 : 코막힘, 환절기 때 심함
  - 입호흡
  - 모유수유 : 6개월(젖병수유와 혼합)

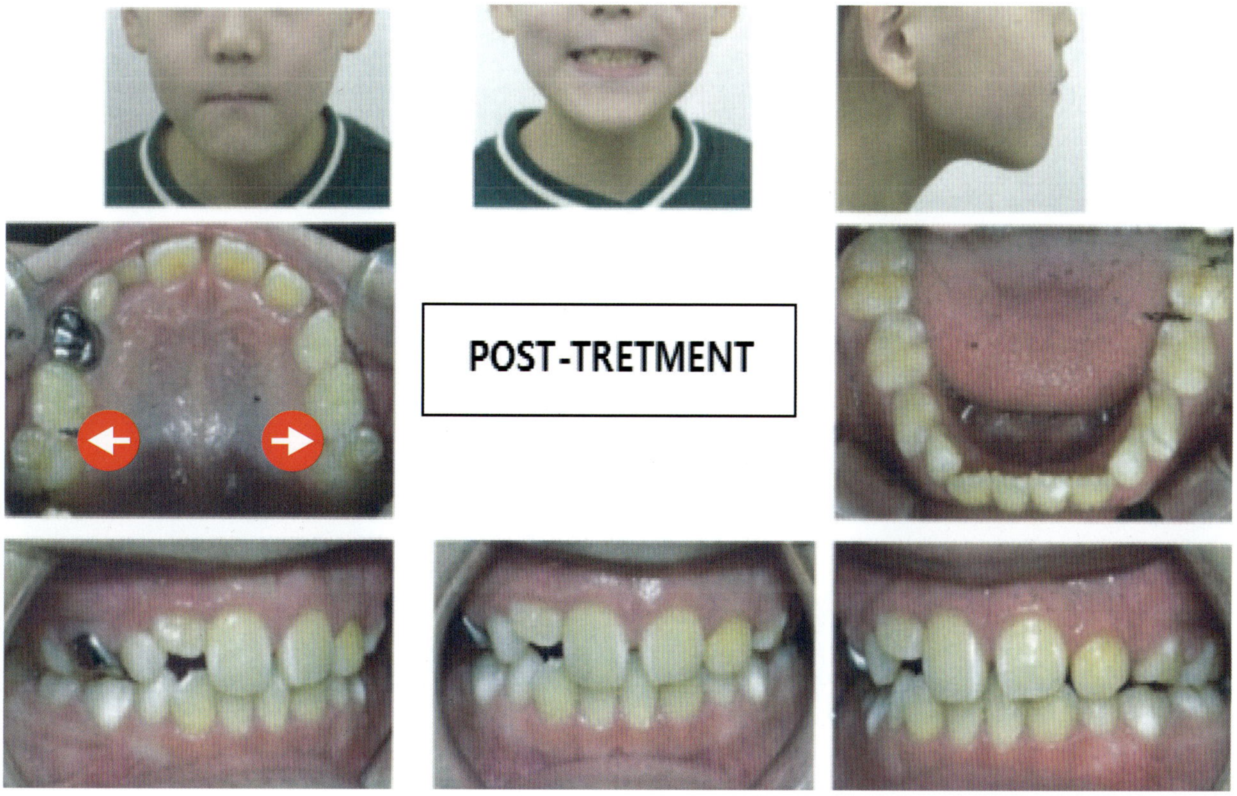

치료 계획

- 상악골 확장 : BGA 1, 12-18개월

치료 결과

- BGA 1 하루 12-14시간 착용, 12개월간

- 상악골이 확장되었음 : 6mm 비강, 숨길확장

  1) →산소공급 증가→ 전두엽발달 촉진 → 1) 지능, 집중력, 주의력, 기억력 향상
  2) 자기조절능력 향상
  3) 분노 억제능력 향상

  2) →산화질소 분비 증가→ 면역력 증진

  - 얼굴모습이 개선되었음 : 중안모 리프팅 효과, 코가 약간 융기되었음
  - 비염이 개선되었음
  - 전치부 Crowding이 개선되었음
  - 입호흡이 개선되었음

< BGA Ⅱ Case >

- 9세 0개월, 여자

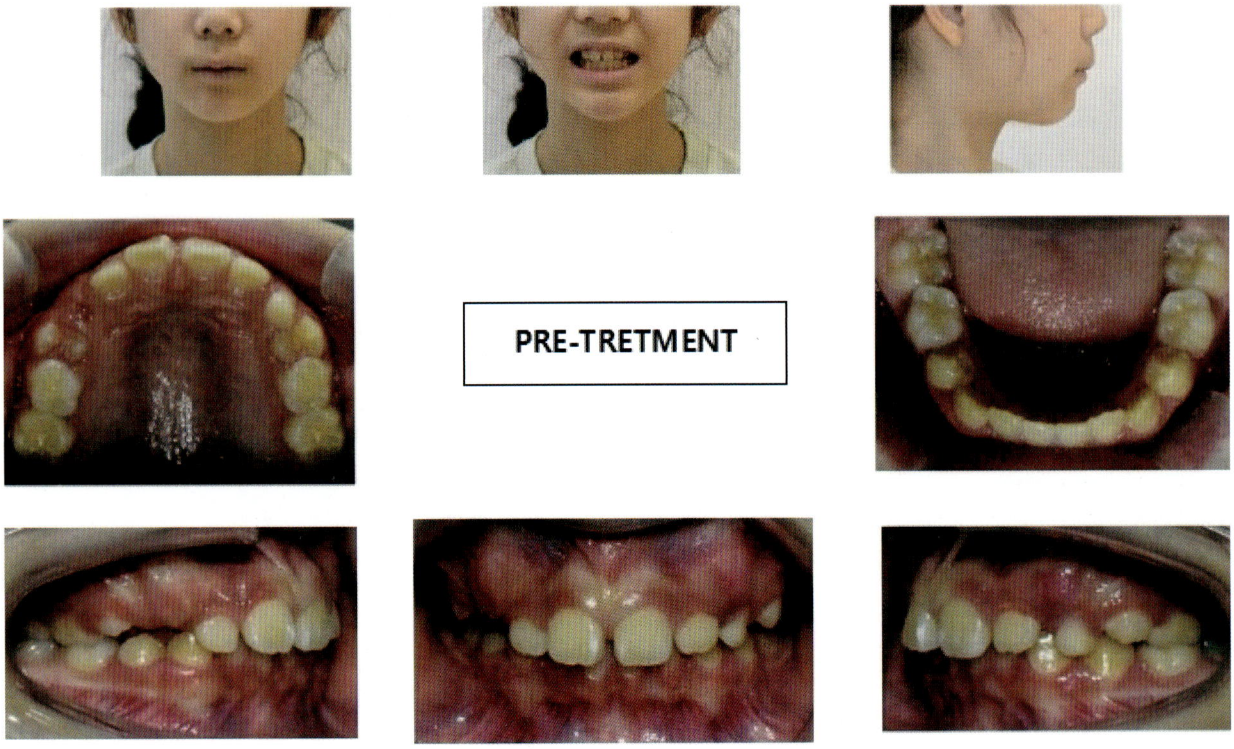

Problem List

- 상악골 협소 : 비강, 숨길 협소

1) →산소 저하→ 뇌발달 저하 (전두엽발달 저하)→ 1) 지능, 집중력, 주의력, 기억력 저하
2) 자기조절 능력 저하
3) 분노억제 능력 저하

2) →산화질소 저하→ 면역력 저하
→중안모 함몰
→하악골 비대칭 : 좌측

- 높은 구개부
- 하악골 성장부진 : 골격성 2급 부정교합
- 입호흡
- 비염 : 코막힘
- 모유수유 : 3개월

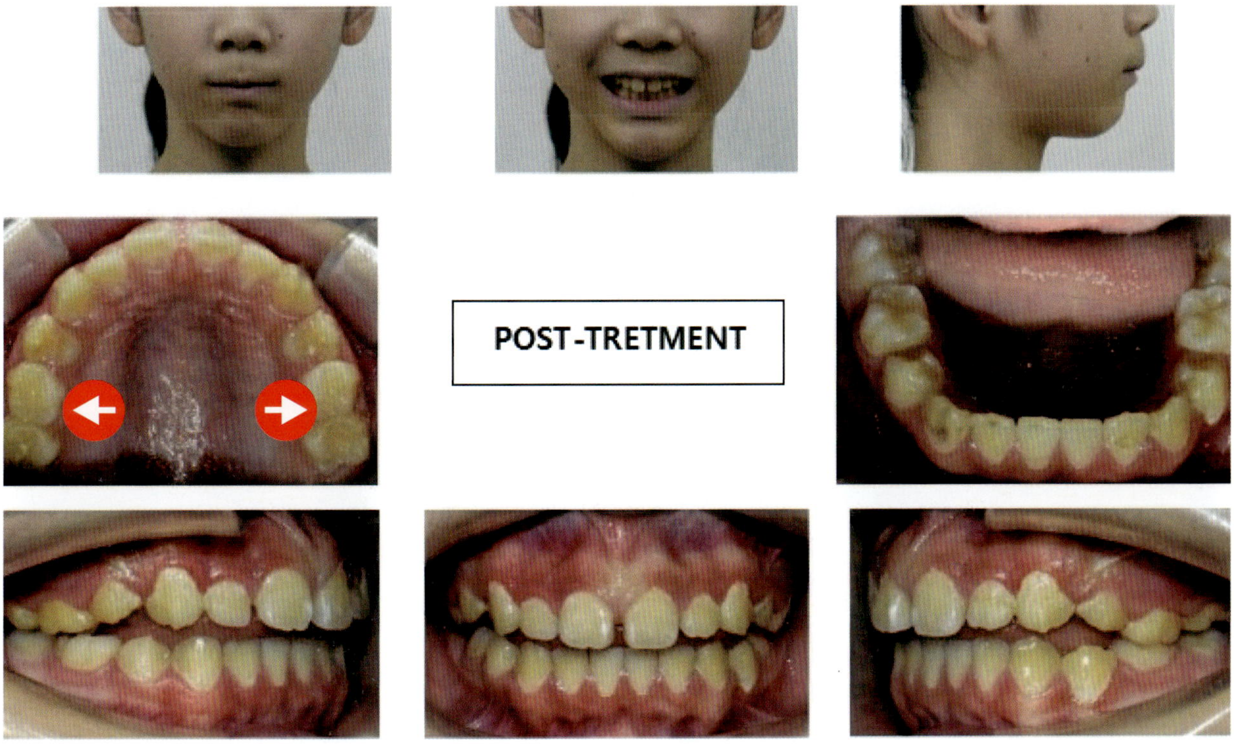

치료 계획

- 상악골 확장 : 하루 12-14시간 착용 BGA Ⅱ 12-18개월

치료 결과 : BGA 13개월 착용

- 상악골이 확장되었음 : 6mm 비강, 숨길확장

  1) →산소공급 증가→ 전두엽발달 촉진

     →1) 지능, 집중력, 주의력, 기억력 향상

       2) 자기조절능력 향상

       3) 분노 억제능력 향상

  2) →산화질소 분비 증가→ 면역력 증진

  - 입호흡이 개선되었으며 전반적으로 호흡이 좋아짐
  - 수면이 개선되었음 : 코골이 개선
  - 비염이 개선되었음
  - 집중력, 학습능력이 좋아짐
  - 얼굴 모습이 개선되었음
  - 키 성장효과

< BGA Ⅲ 사례 >

6세 7개월, 여자

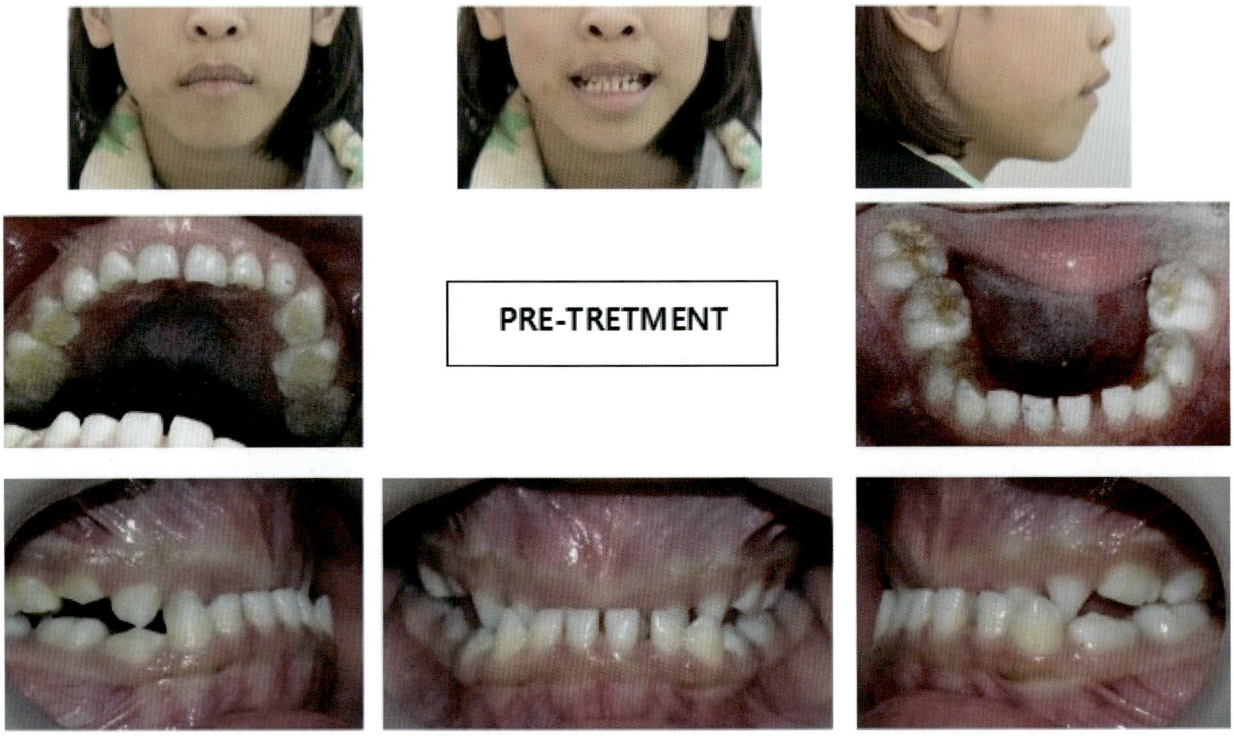

Problem List

- 전치부 반대교합 : 하악골 anterior shift 있음
- 상악골 협소,왜소 : 비강, 숨길 협소

1) →산소 저하→ 뇌발달 저하 (전두엽발달 저하)→ 1) 지능, 집중력, 주의력, 기억력 저하
2) 자기조절 능력 저하
3) 분노 억제능력 저하

2) →산화질소 저하→ 면역력 저하

- 높은 구개부
- 중안모, 코 함몰
- 모유수유 하지 않았음
- Williams 증후군 : 7번 염색체 이상
치아가 작고, 치간 사이가 넓다.

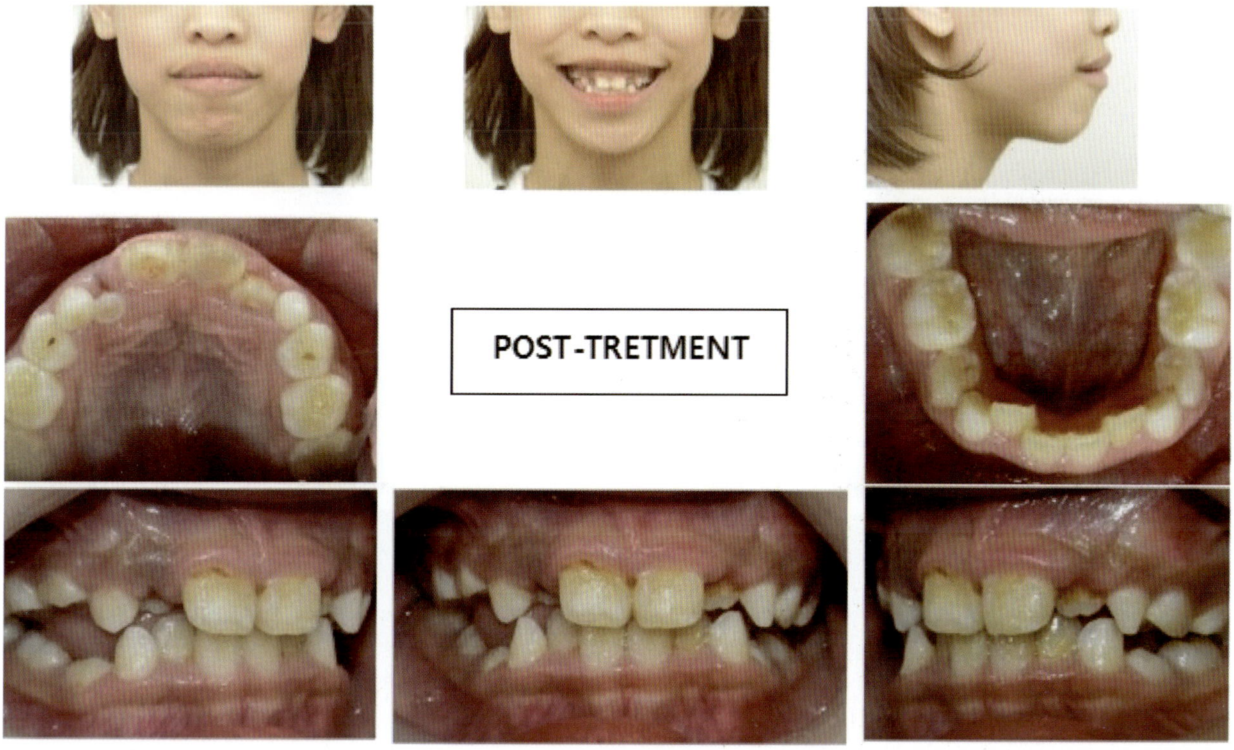

치료 계획

- 상악골 확장 : BGA Ⅲ
- 전치부 반대교합 개선

치료 결과

- 상악골이 확장되었음 : 비강, 숨길확장

1) →산소공급 증가→ 전두엽발달 촉진

→1) 지능, 집중력, 주의력, 기억력 향상

2) 자기조절 능력 향상

3) 분노억제 능력 향상

2) →산화질소 분비 증가→ 면역력 증진

- 전치부 반대교합 개선 : BGA착용 5개월 만에 전치부 반대교합 완전히 개선되었음.

< BGA ADHD 치료사례>

5세 남자

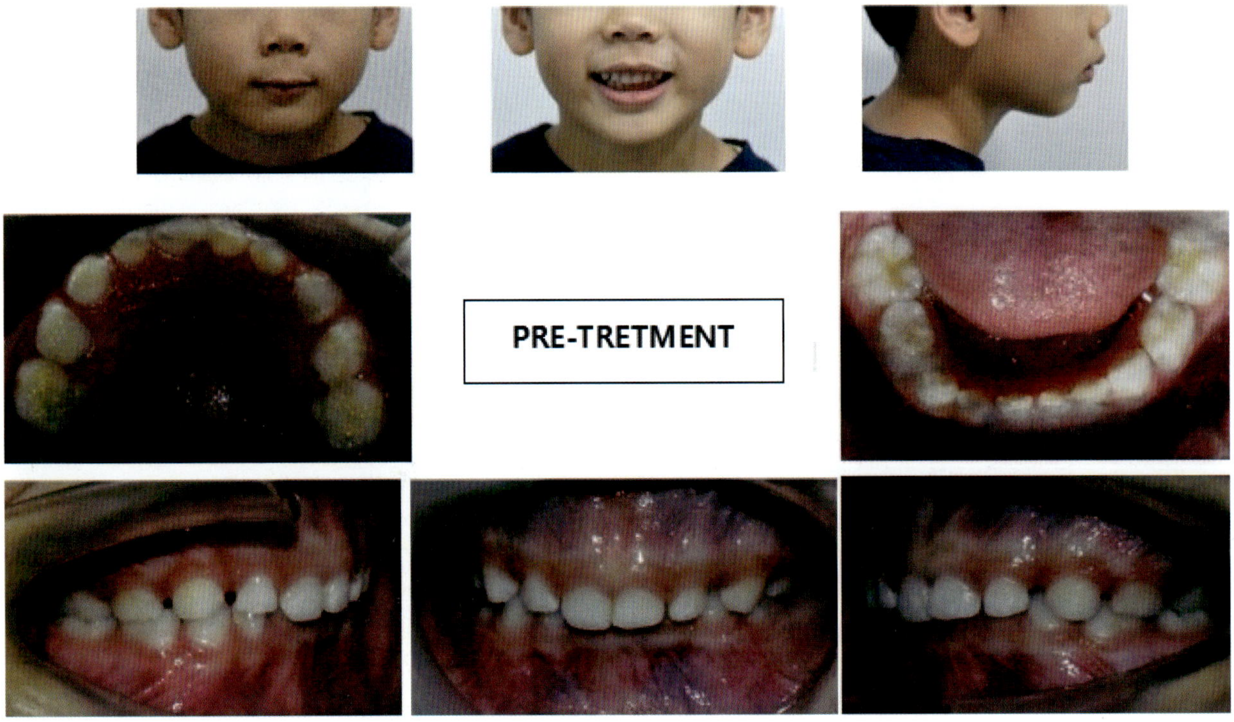

Problem List

- 상악골 협소,왜소 : 비강, 숨길 협소

1) →산소 저하→ 뇌발달 저하 (전두엽발달 저하) → 1) 지능, 집중력, 주의력, 기억력 저하
2) 자기조절 능력 저하
3) 분노 억제능력 저하

2) →산화질소 저하→ 면역력 저하

- 중안모 함몰
- 높은 구개부
- 비염 : 콧물
- 하악골 성장부진 : 골격성 2급 부정교합
- 100% 과개교합
- 모유수유 : 3개월

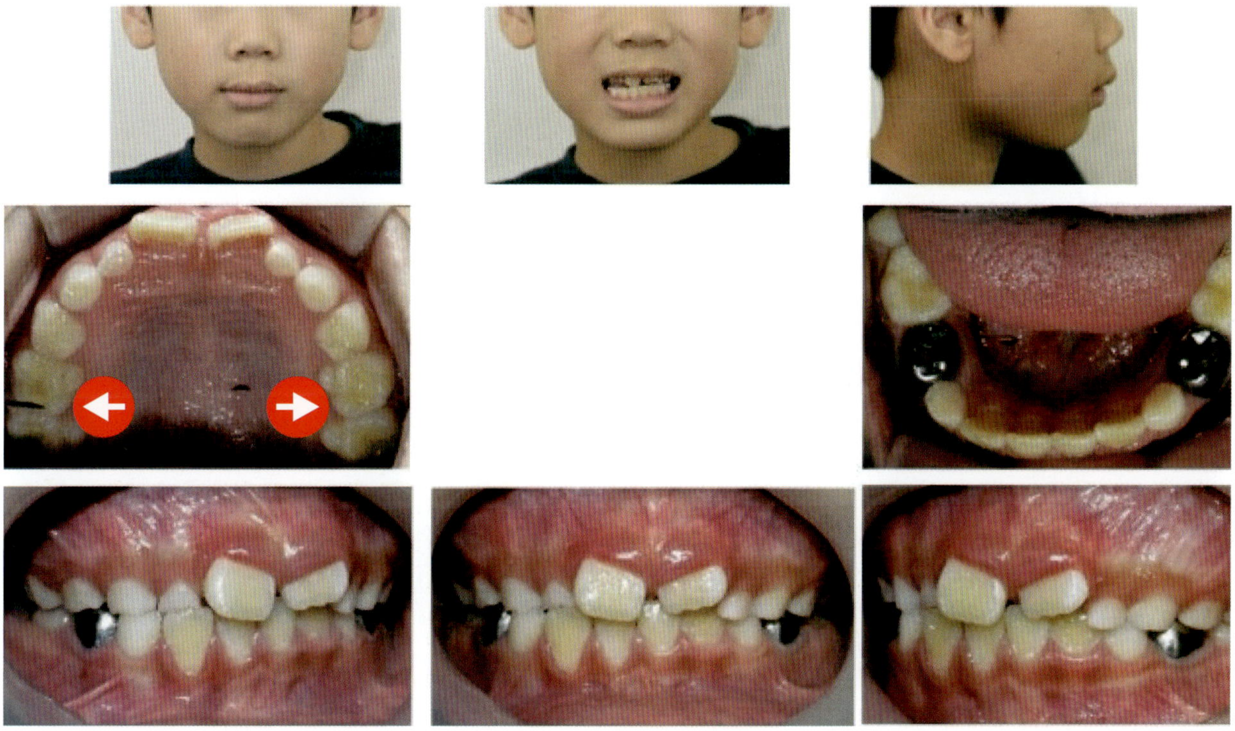

치료 계획

상악골 확장 : BGA Ⅱ, 12-14시간 착용,12-18개월

치료 결과

- BGA Ⅱ 하루 12-14시간 착용, 22개월
- 변화

1) 상악골이 확장되었음 : 6mm 비강, 숨길확장
→산소공급 증가 → 전두엽발달 촉진
→ 1) 지능, 집중력, 주의력, 기억력 향상
2) 자기조절능력 향상
3) 분노 억제능력 향상
→산화질소 분비 증가 → 면역력 증진

2) 얼굴모습이 개선되었음 : 중안모 리프팅 효과, 코 융기효과

3) 비염이 개선되었음

4) 전치부 과개교합이 해소되었음

< BGA 자폐 치료 사례>

10세 남자

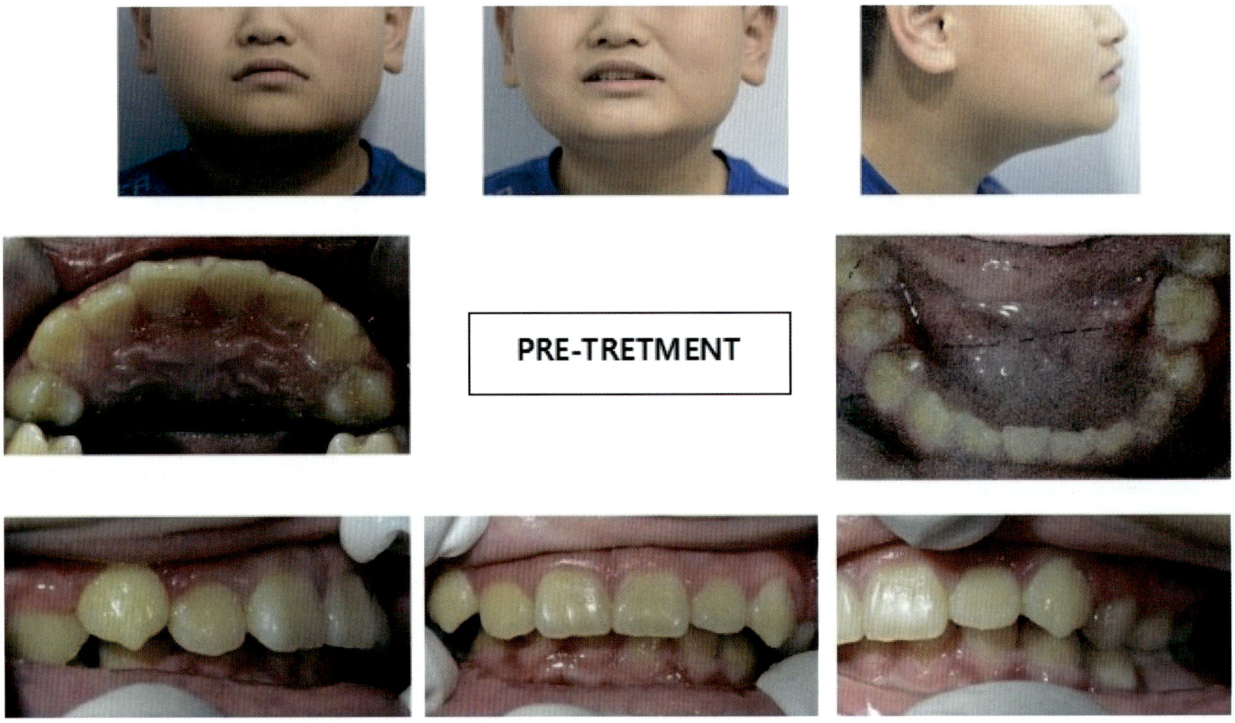

Problem List

- 자폐 스펙트럼 : 4세때 진단
- 상악골 협소,왜소 : 비강, 숨길 협소

  → 산소 저하 → 뇌발달 저하 (전두엽발달 저하) → 1) 지능, 집중력, 주의력, 기억력 저하
2) 자기조절 능력 저하
3) 분노 억제능력 저하

  → 산화질소 저하→ 면역력 저하

- 비염 : 콧물
- 수면 장애
- 모유수유 하지않음
- 집중력 저하
- 하악골 성장저하 : 골격성 2급 부정교합

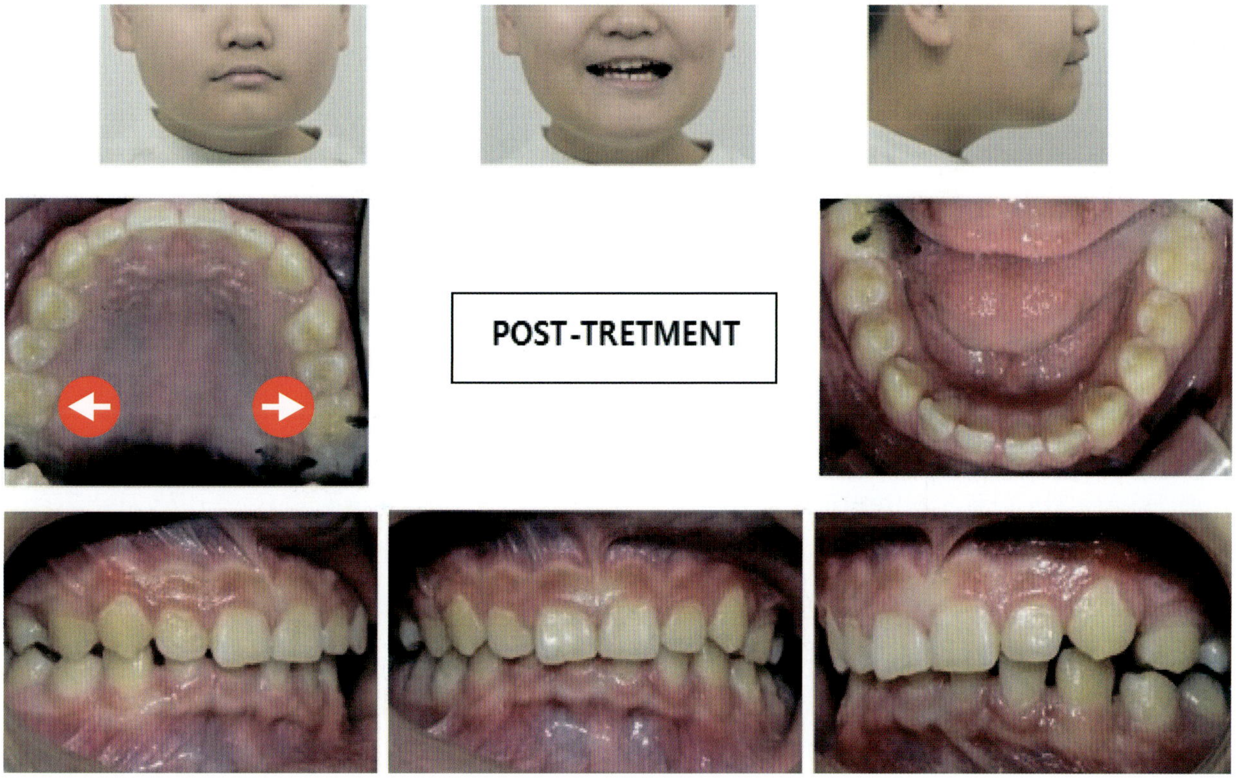

치료계획

상악골 확장: BGA Ⅱ 하루 12-14시간 착용 12-18개월

치료 결과

- 상악골이 확장되었음 : 6mm 비강, 숨길확장

→산소공급 증가 → 전두엽발달 촉진

→ 1) 지능, 집중력, 주의력, 기억력 향상

2) 자기조절능력 향상

3) 분노 억제능력 향상

→산화질소 분비 증가 → 면역력 증진

- 얼굴모습이 개선되었음 : 중안모 리프팅 효과, 코 융기효과
- 비염이 개선되었음
- 수면이 개선되었음 : 코골이 개선
- 입호흡이 개선되었음
- 집중력이 개선되었음
- 학습능력이 개선되었음

제 9장. 기타

1. BGA 개발자인 저자 박인출 박사의 경험

BGA 치료를 임상에 적용해 온 박인출 박사는, 기존 치과 진료와는 전혀 다른 차원의 보람과 성취를 경험한다고 한다.

첫째, 경쟁자가 없는 시장을 선점함으로써 독점적인 편안함과 즐거움을 느낀다. BGA는 아직 대중화되지 않은 새로운 치료법이기 때문에 판매자가 주도하는 시장을 경험 할 수 있다. 이는 치과의사가 스스로 치료 가치를 창출하고 인정받는 드문 기회를 제공한다.

둘째, BGA는 차별화로 인하여 비교적 높은 수익성을 얻을 수 있다. BGA는 교정치료에 비해 치료 기간이 짧고 환자의 불만이 적으며, 수익성은 오히려 높다.

셋째, 스트레스가 현저히 감소한다. BGA 치료는 환자와 보호자 모두의 만족도가 높고, 불평불만이 거의 없어 치과의사의 직업적 스트레스를 대폭 줄인다. 특히 BGA를 경험한 부모들은 치과와 치과의사에 대한 높은 충성도를 보이며, 지속적으로 새로운 환자를 소개하는 입소문 효과를 만들어낸다.

넷째, 경제불황에 영향을 덜 받는다. 일반적으로 경기 침체기에는 개인 소비가 줄지만, 자녀를 위한 소비는 크게 줄어들지 않는다. BGA는 성장기의 아이들에게 필요한 치료이므로, 경제 상황과 무관하게 지속적인 수요가 유지되는 경향이 있다.

다섯째, 치과의 이미지 변화를 이끌어낸다. BGA 치료는 통증, 공포, 불편함이 수반되지 않는 소프트하고 매력적인 진료로, 치과에 대한 대중의 부정적 이미지를 긍정적으로 바꿔줄 수 있다.
박인출 박사는 BGA를 통해 치과의사의 행복, 자부심, 경제적 성공이라는 세 가지를 모두 얻을 수 있다고 확신하게 되었다.

2. Airway Dentistry에 대한 진실

Airway Dentistry(숨길치의학)는 치아배열과 턱의 불균형 다루는 기존 교정치료를 넘어, 숨길, 산소 공급, 뇌발달, 전신 건강을 종합적으로 고려하는 혁신적 패러다임이다.

대부분의 사람들은 숨길 문제를 인지하지 못하고 살아간다. 그러나 실제로 3세부터 12세 사이의 거의 모든 아동들이 어느 정도 숨길 문제를 가지고 있으며, 성인들 역시 대부분 숨길 협소로 인한 다양한 건강 문제를 겪고 있다.

임상 경험에 따르면, 정상적으로 숨길이 열려 있고 전두엽 발달에 문제가 없는 아이를 찾기란 쉽지않다. 즉, Airway Dentistry가 필요한 환자는 전체 인구의 대다수라고 할 수 있다. 숨길 중심 진료는 특별히 고난도의 기술을 요구하지 않는다. 중요한 것은 치과의사가 기존의 '치아 중심' 관점에서 벗어나, '숨길 중심'이라는 새로운 시각을 갖는 것이다.

숨길의 구조적 문제를 조기에 발견하고 개선함으로써, 전두엽 발달 촉진, 면역력 강화, 성장 촉진, 만성질환 예방이라는 전신건강 개선 효과를 얻을 수 있다. 이는 기존 치의학이 놓치고 있었던 인간 건강의 핵심 연결고리를 회복하는 길이라 할 수 있다.

결론적으로 Airway Dentistry는 단순한 치아교정 기술이 아니라, 인간 삶의 질을 향상시키는 새로운 접근법이다.

3. Airway Dentistry의 현재 상황

숨길치의학은 전세계적으로 초기 단계인 상황이다. 상악골 확장은 150년 전부터 시행되어 왔지만, 상악골이 코뼈와 비강, 그리고 대뇌 전두엽 발달과 연결되어 있다는 사실을 인식하는 데는 매우 오랜 시간이 걸렸다.

오늘날에도 대부분의 치과의사들은 상악골 확장을 통해 얻을 수 있는 숨길 개선 효과를 제대로 이해하지 못하고 있으며, 숨길이 열려야 산소가 충분히 공급되고, 전두엽이 성장한다는 개념은 매우 제한된 일부 전문가들에 의해서만 공유되고 있다.

그러나 미국, 일본, 한국 등 일부 국가에서는 소수의 선도적 치과의사들이 숨길, 호흡, 산소, 뇌발달 간의 연관성에 주목하고 있다. 특히 박인출 박사는 한국에서 최초로 상악골-비강-대뇌 전두엽 연결고리를 정립하고, 이를 바탕으로 BGA 장치를 개발하여 한국과 일본의 특허를 획득하였다.

BGA는 ADHD, 자폐 치료 분야에서도 새로운 가능성을 열어가고 있으며, 숨길치의학을 통해 발달장애 치료라는 새로운 분야로 치과의학의 지평을 확장하고 있다.

현재 숨길치의학은 초기 단계에 있으나, 그 잠재력은 무궁무진하다. 앞으로 전 세계적으로 숨길 확장과 뇌발달 촉진을 아우르는 새로운 치과 진료 패러다임이 확산될 것으로 예상된다. BGA는 그 중심에 자리할 것이다. 숨길을 통해 세상을 바꾸는 치과의 새로운 시대가 이제 막 열리고 있다.

Chapter 4

성인 환자를 위한 Airway적 접근

1장.................................... 성인 환자의 호흡 개선

2장........... 성인 환자에서 Airway 개선용 치료방법

3장... 성인 환자의 Airway 치료의 임상적 고려사항

4장.................... Airway Dentistry Lifetime

5장................. 성인 환자의 Airway 치료(기타)

1장. 성인 환자의 호흡 개선

성인에서 발생하는 폐쇄성 수면무호흡증(Obstructive Sleep Apnea, OSA)은 상기도의 반복적인 폐쇄와 부분적인 폐쇄로 인해 수면 중 호흡 정지가 발생하는 대표적 질환에 해당한다. 중등도 이상의 OSA 환자군은 전체 성인 인구의 약 10% 이상을 차지하는 것으로 보고되며, 특히 남성, 비만, 중년 이상의 연령층에서 발병률이 높아지는 경향을 보인다. 이러한 질환은 과거에는 단순한 수면 장애로 간주되었으나, 현대 의학에서는 심혈관계 질환, 대사질환, 정신건강 이상과 직접적인 연관성을 지니는 중대한 건강 위험 요소로 인식된다.

OSA의 진단 기준은 수면 중 시간당 무호흡 및 저호흡 횟수를 측정하는 AHI(Apnea-Hypopnea Index)에 근거하여 이루어지며, AHI가 5 이상일 경우 OSA 진단을 내린다. 5-15회는 경증, 15-30회는 중증, 30회 이상은 심각한 중증으로 분류한다. 수면중 10초이상 호흡이 중단되는 상태가 1시간에 15회 이상인 경우를 OSA로 진단하기도 한다.

병태생리적으로는 상기도 주변 연조직의 탄성 저하, 혀의 후방 위치 이동, 하악의 후퇴, 경추의 정렬 이상, 비만에 의한 연조직 침착 등이 복합적으로 작용하여 수면 중 상기도 붕괴(collapsibility)를 초래한다. 이로 인해 반복적인 저산소증(hypoxemia), 수면중 미세 각성(arousal), 교감신경계 항진(sustained sympathetic activation) 상태가 유발된다. 결과적으로 환자는 주간 졸림증, 집중력 저하, 기억력 감퇴, 우울증, 심혈관 질환, 제2형 당뇨병, 뇌졸중 등의 이차적 질병에 노출된다.

성인 환자의 숨을 바꾸는 치료 전략

성인의 Airway 문제는 단순히 수면 중의 불편함이나 피로감을 넘어서 삶의 질 전반을 결정짓는 핵심적인 건강 지표로 작용한다. 특히 수면무호흡, 만성 피로, 턱관절 장애는 기도 협소 및 호흡 불균형과 밀접한 상관관계를 가지며, 이에 대한 치과적 개입은 국소적 효과를 넘어 전신 건강 및 정서적 안정성 회복에 기여한다.

수면무호흡과 만성 피로

수면무호흡증 환자는 수면 구조가 비정상적으로 분절(disrupted sleep architecture)되어 깊은 수면 단계(특히 N3 및 REM 수면)에 도달하지 못하게 된다. 이로 인해 체내 성장호르몬 분비 감소, 대사율 변화, 인슐린 저항성 증가 등이 발생한다. 만성적인 수면 단절은 낮 동안의 피로, 졸림, 업무 능력 저하로 이어지며, 심한 경우 교통사고나 산업재해의 위험도 증가시킨다.
하악 후퇴 및 혀의 후방 위치 변화는 물리적으로 기도 공간을 협소화시키고, 이로 인해 호흡 저항이 증가하며 수면 중 반복적인 기도 폐쇄를 유발한다. 결과적으로 산소 포화도는 저하되고, 심박수 및 혈압은 상승하여 만성적인 교감신경 항진 상태가 지속된다.

턱관절과 Airway의 연결성

턱관절(Temporomandibular Joint, TMJ)은 하악의 위치 및 기능과 밀접하게 연결되어 있으며, 기도 공간의 확보와도 직결된다. 하악이 후퇴한 경우, 턱관절에 비정상적인 전방 압박력이 가해지며, 이는 내장형 디스크 전위(internal derangement), 관절통, 개구장애를 유발한다. 반면 하악을 전방으로 이동시켜 기도를 확장시키는 치료는 턱관절에 가해지는 비정상적 하중을 완화하고, 관절 기능을 개선하는 효과를 기대할 수 있다.

특히, 수면 중 구강내 장치를 통한 하악 전방 이동은 기도 협소를 방지함과 동시에 턱관절의 생역학적 균형을 맞추어 장기적으로 안정된 저작 및 발성 기능을 유지하는 데 기여한다.

호흡 중심 안모 재설계의 필요성

기존의 심미 중심 안모 설계는 전,후방적인 외형적 비율과 좌우 대칭성에만 주목하였다. 그러나 현대의 Airway 중심 접근은 얼굴을 '숨쉬는 구조물(breathing architecture)'로 인식하며, 기능적 관점에서 안모를 재해석한다.

하악의 전방 이동, 상악의 횡적 확장, 하안면부 비율 조정은 단순한 미용적 개선을 넘어, 상기도 공간을 확보하고 효율적인 호흡 기능을 지지하는 구조를 형성한다. 숨길이 열려 있어야 매력적인 얼굴을 가질 수 있다는 사실을 인식하는 것이 중요하다. 이는 교정 치료, 보철 치료, 심지어 악교정 수술 전반에 이르는 포괄적 치료 계획 수립에 있어서 필수적이다.

교정적 접근과 하악 전방 이동

성인 환자에서 하악 전방 이동(Mandibular Advancement)은 Airway 공간을 직접적으로 확장하는 가장 효과적인 방법 중 하나로 인정받는다. 하악 후퇴는 혀의 후방 위치 변화를 초래하고, 이는 기도 폐쇄의 주된 기전이 된다. 구강내 장치(Oral Appliance Therapy)는 하악을 전방으로 유지시킴으로써 혀와 구개부 조직의 전방 이동을 유도하고, 상기도의 용적을 증가시킨다.
중등도 이하의 OSA 환자에게 특히 유효하며, CPAP(지속적 기도양압치료)에 대한 순응도가 낮은 환자에게 효과적인 대안으로 작용한다. 미국의 Airway Dentistry 권위자인 치과의사 Micheal Gelb는 구강장치로 좁은 숨길을 넓히는 것이 CPAP에 비해 보다 더 근원적인 해결책이라고 주장한다.

구강내 장치는 환자 맞춤형으로 제작되며, 치과의사의 정밀한 교합 조정과 지속적인 추적 관찰을 통해 장기간 안정성과 효과를 유지한다. 하악 전방 이동은 단순한 기계적 확장이 아니라, 혀 위치 최적화, 구개부 압력 감소, 기도 연조직 긴장도 조절을 통해 기능적 기도 안정성을 달성하는 치료 전략이 된다.

상악 확장과 비강 기도 개선

상악 협소는 비강 기도의 협소를 동반하여 만성적인 구호흡(mouth breathing) 패턴을 초래한다. 이로 인해 비강 내 저항이 증가하고, 산소 공급 효율성이 저하되며, 구강 점막 및 편도 조직의 만성적 염증을 유발할 수 있다.

상악 확장은 구개부 협착을 해소하고, 비강 저항을 감소시켜 코호흡을 촉진한다. 성인 환자에서는 골성 성숙도와 구조적 강성을 고려하여 비외과적 확장 또는 외과적 보조 확장(SARME)이 선택된다.

비강 기도 개선은 단순한 수면의 질 향상뿐 아니라, 심혈관계 질환, 신경인지 기능 저하, 정신건강 이상 예방에도 기여하는 다차원적 건강 전략으로 작용한다.

교합 안정성과 Airway 안정성의 동시 확보

Airway를 확장하고 호흡 기능을 개선하는 치료 과정에서 교합의 안정성 또한 필수적으로 고려되어야 한다. 불안정한 교합은 턱관절 장애를 유발할 뿐 아니라, 저작 기능 저하, 안모 비대칭을 초래하여 전체 치료 결과를 저해할 수 있다.

하악 전방 이동이나 상악 확장 후에는 새로운 교합 관계를 기능적 관점에서 재설계해야 한다. 이를 통해 지속 가능한 Airway 확장 효과와 구강-악관절계의 생리적 균형을 함께 달성할 수 있다. 기능적 교합(Functonal Occlusion) 확보는 저작 효율, 발음, 턱관절 안정성, 그리고 장기적 안모 유지에 이르기까지 전방위적 건강 향상에 직결된다.

궁극적으로 기능과 구조를 동시에 고려한 통합적 치료 접근은 환자의 장기적인 안모 안정성과 삶의 질 향상을 보장하는 핵심 전략이 된다.

2장. 성인환자에서 Airway 개선용 치료방법

1. RPE(Rapid Palatal Expansion)

1) 장치사진

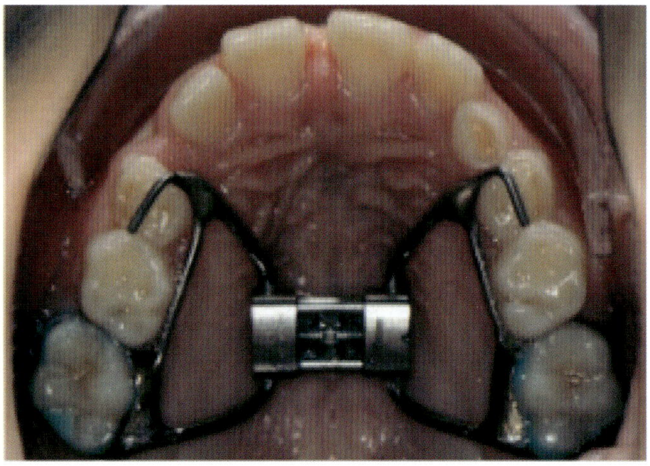

2) RPE의 효과

1. 산소, 산화질소 증가 -> 뇌기능 개선, 면역력 증진
2. 비염개선
3. 얼굴모습 개선
4. 턱 비대칭 교정
5. 여성 생리통 개선

2. MARPE(Mini-implant Assisted Palatal Expansion)

1) 장치사진

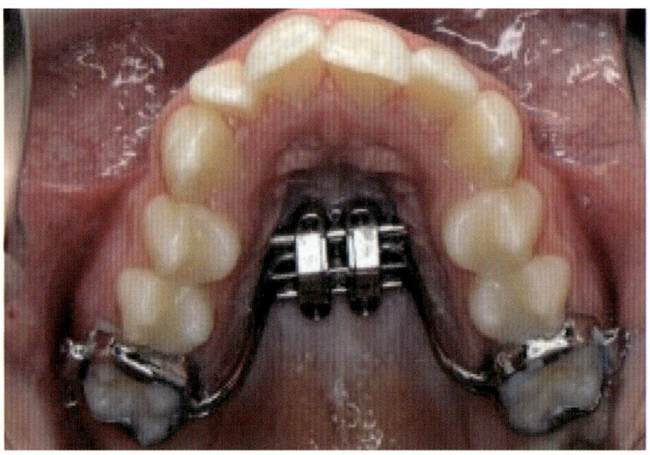

2) MARPE의 효과

1. 산소,산화질소 증가 -> 뇌기능 개선, 면역력 증진
2. 비염개선 : 특히, 만성비염
3. 얼굴모습 개선
4. 턱 비대칭 교정
5. 여성 생리통 개선
6. 노화방지, 역노화
7. 수면개선, 수면무호흡 개선
8. 뇌졸중, 심근경색 예방

3. MAD(Mandibular Advancement Device)

1) 장치사진

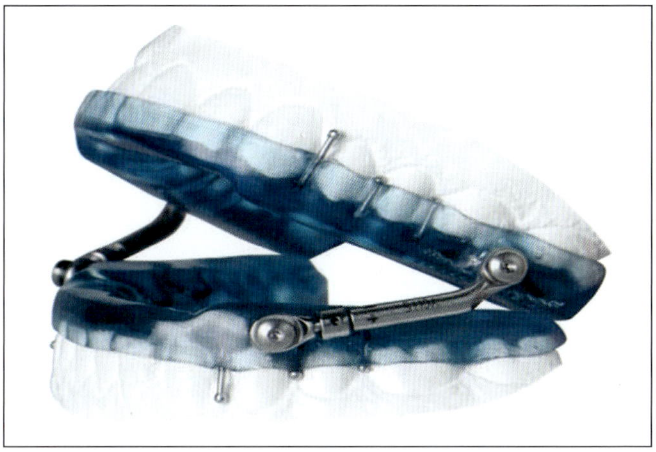

2) 효과

1. 수면 무호흡 개선
2. 코골이 감소
3. 수면 질 향상
4. 피로,주간 졸림증 개선
5. 뇌졸중, 심근경색 예방

4. ONORA(Oxygen,Nitric Oxide Reverse-Aging)

1) 장치사진

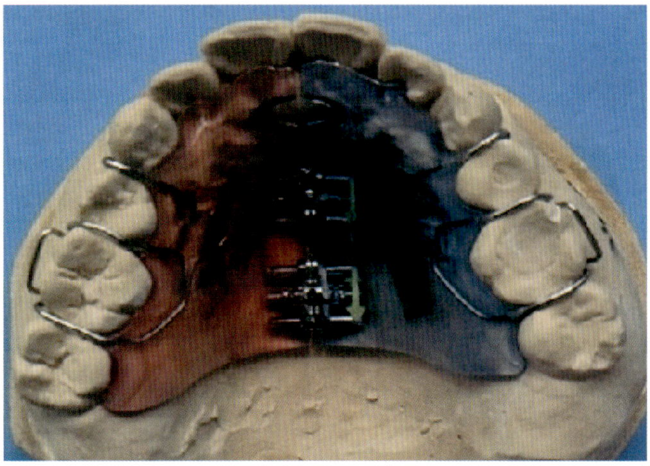

2) 효과

1. 산소증가 ->얼굴피부개선, 암예방,항암치료,치매예방
2. 산화질소 증가 ->면역력 증진
3. 역노화 효과
4. 비염 개선
5. 성기능 개선
6. 뇌졸중,심근경색 예방

<ONORA 치료사례>

49세 7개월, 여자

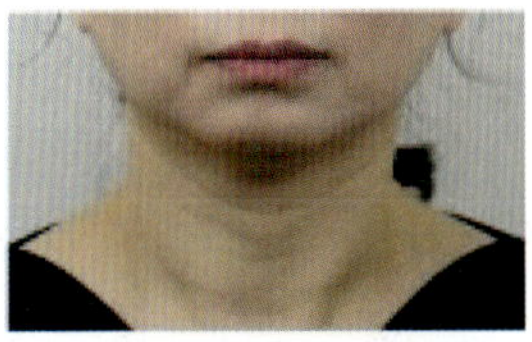
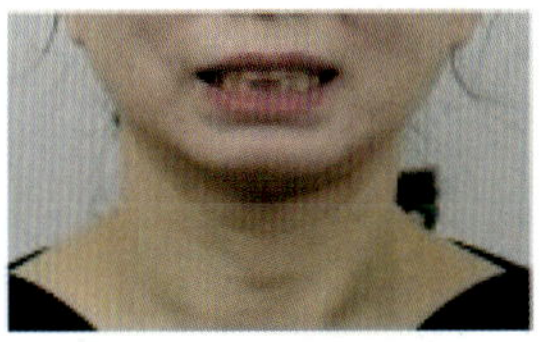
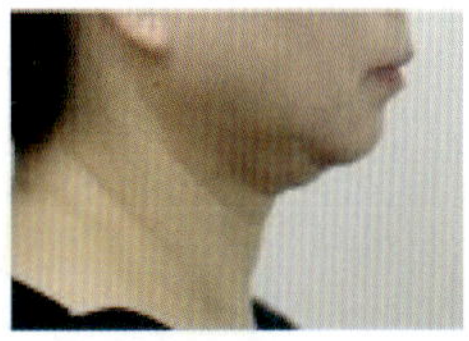

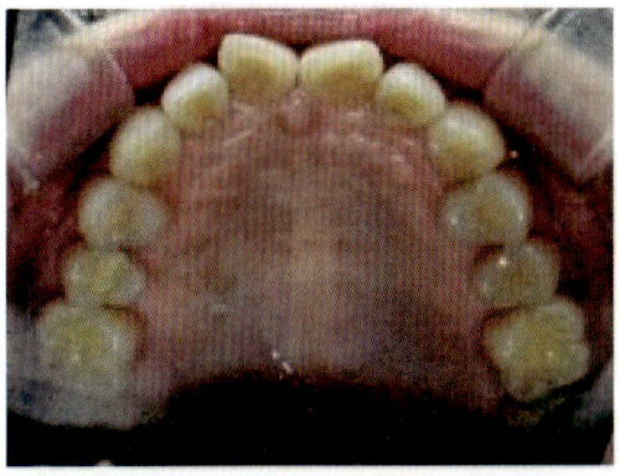

PRE-TRETMENT

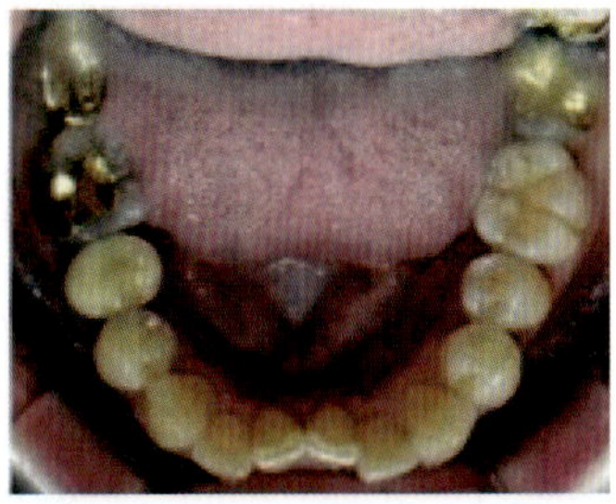

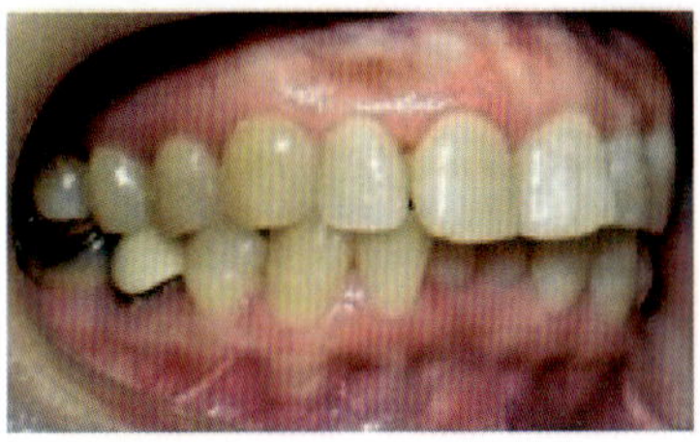
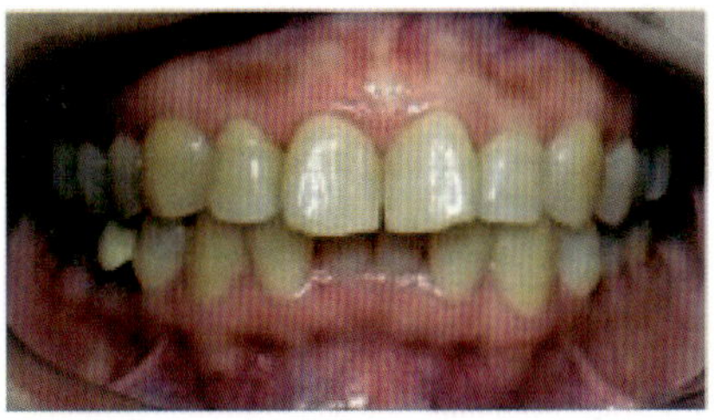
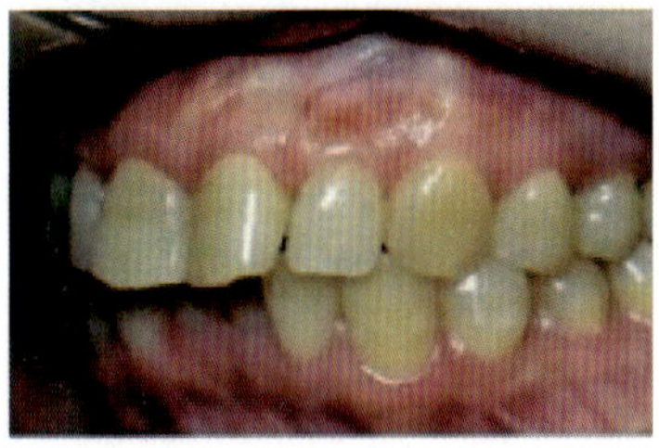

Problem List

- 상악골 협소 : 비강, 숨길 협소
  1) 산소 저하 피부 노화
  2) 팔자주름 깊어짐, 가속 노화
  3) 산화질소 분비 저하 : 면역력 저하
- 수면 장애
- 입호흡
- 피로감

치료계획

- ONORA 구강장치 7개월
  1) 4개월 : 상악골 저속 확장 (1개월 1mm, 총 4mm확장)
  2) 3개월 유지

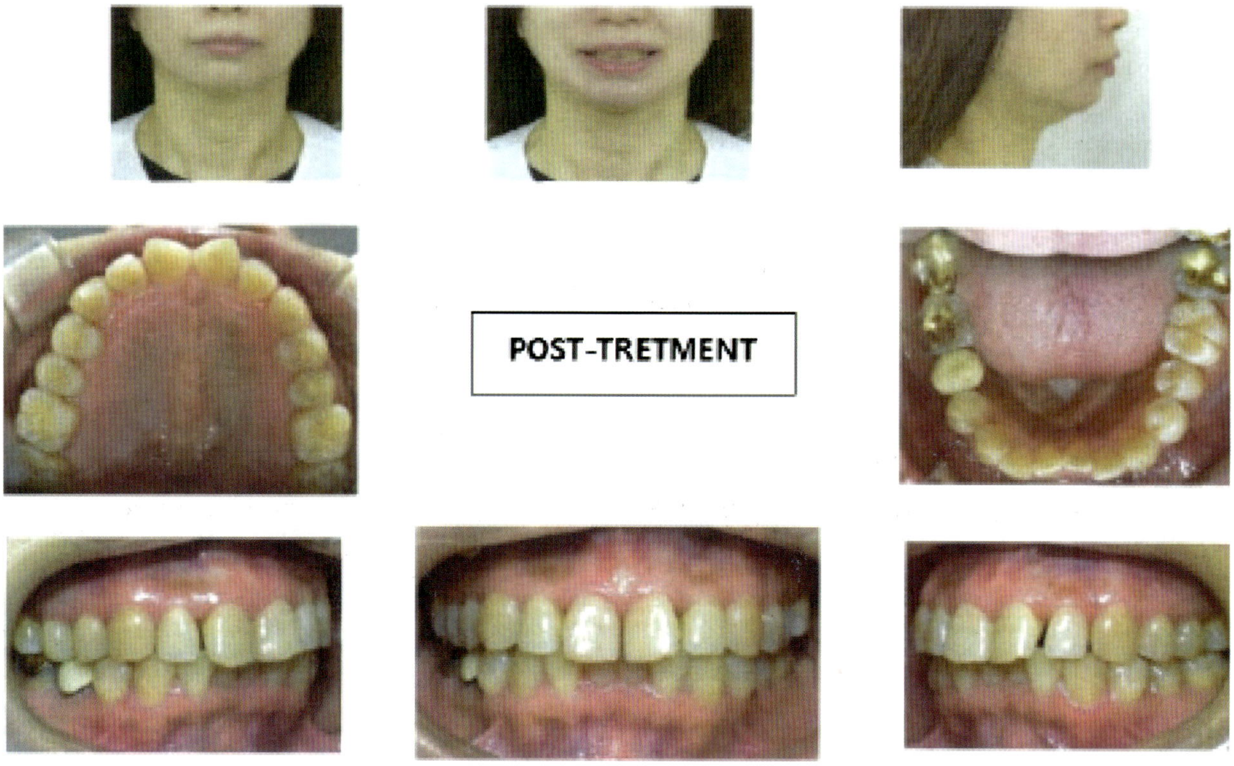

치료결과

- 상악골이 확장되었음 : 4mm 확장

  1) 산소 공급 증가 피부 개선

  : 산소 공급이 감소되면 피부의 모세혈관이 소실되어 피부에 주름이 생기는데, 산소 공급이 증가되면 소실되었던 모세혈관이 재형성되어 주름이 없어진다.

  2) 수면 장애 개선

- 팔자주름 부위의 리프팅 효과 : 젊은 얼굴로 변화(reverse-aging 효과)
- 입호흡이 개선되었음: 산화질소 분비 증가→ 면역력 증진
- 수면이 개선되었음
- 피로감이 개선되었음
- 생리통이 개선되었음

3장. 성인 환자 Airway 치료의 임상적 고려사항

1. 연령과 골성 성숙도의 영향

성인 환자는 성장판이 닫혀 있는 상태이므로 소아 환자와 달리 골격 변화를 유도하는 데 제한이 존재한다. 이에 따라 치료 전략은 연조직의 재배치와 최소한의 골격적 변화를 목표로 설정한다.

특히 30대 이후에는 상악구개 봉합이 완전히 융합되어 있어, 비수술적 상악 확장이 어려운 경우가 많다. 이때는 외과적 보조술(SARME)이나 골격성 앵커리지를 이용한 교정이 필요한 경우가 많으며, 치료 계획 수립 시 이러한 골성 성숙도를 반드시 고려해야 한다.

연령 증가에 따른 조직 탄성 감소 또한 치료 예후에 영향을 미치므로, 초기 진단 시 정밀한 평가와 환자 교육이 필수적이다.

2. 만성 질환과 Airway 접근의 관계

성인 환자 중 상당수는 고혈압, 제2형 당뇨병, 비만, 심혈관 질환 등 만성 질환을 동시에 가지고 있다.

이러한 만성 질환은 수면무호흡증과 상호 악순환적 관계를 형성하며, 기도 기능 저하를 심화시킨다.

Airway 기능 개선은 단순히 수면 질 향상에 그치지 않고, 전신 염증 수치 감소, 인슐린 저항성 개선, 심혈관계 부담 경감 등 다양한 건강 개선 효과를 동반한다. 따라서 성인 환자의 Airway 치료는 종합적 건강 관리 차원에서 접근해야 하며, 필요 시 타 전문과와의 협진 체계를 구축해야 한다.

3. 정신건강과 수면의 질

성인의 수면 질 저하는 불안, 우울, 인지 장애와 밀접한 연관성을 가진다. 폐쇄성 수면무호흡증 환자에서는 낮 동안의 피로와 무기력감, 감정 조절 장애가 빈번히 관찰된다. 이는 직업적 생산성 저하, 인간관계 문제, 삶의 질 저하로 이어진다.

Airway 치료를 통해 수면 중 산소포화도를 개선하고, 깊은 수면 단계(N3 단계)의 비율을 증가시키면, 전반적인 정신건강 지표 또한 유의미하게 향상된다. 따라서 Airway 중심 치료는 심리적 안정성과 인지 기능 개선이라는 추가적 이점을 제공한다.

4. 개인 맞춤형 치료 계획의 중요성

성인 환자의 Airway 치료는 일률적인 접근이 아닌, 개인별 해부학적 특성과 병력, 생활 습관을 종합적으로 고려하여 맞춤형으로 설계해야 한다. 하악 전방 이동량, 상악 확장 범위, 구강내 장치 디자인 등 모든 요소는 환자 맞춤형으로 조정해야 최적의 치료 결과를 얻을 수 있다.

또한 치료 경과 모니터링을 통해 필요시 계획을 수정하고, 환자의 순응도를 지속적으로 높이는 것이 중요하다. 지속적이고 유연한 치료 접근은 환자의 장기적 건강 유지와 만족도를 극대화하는 핵심 요소가 된다

4장. Airway Dentistry Lifetime

※ Airway dentistry는 지금까지의 의학으로는 이룰 수 없었던 새로운 잇점들을 일생에 걸쳐서 제공합니다.

▸ 출생후 : 모유수유추천

▸ 3~12세 : BGA로 호흡개선, 상악골 및 비강확장

1. 산소공급 증가 → 뇌발달촉진(특히, 전두엽) → 지능, 집중력, 학습능력 향상
2. 산화질소 증가 → 면역력 증진
3. 얼굴모습 개선 : 중안모, 코 리프팅
4. 비염, 입호흡, 코골이 개선
5. ADHD, 자폐치료

▸ 13~25세 : PSA로 상악골 및 비강확장

1. 산소, 산화질소 증가 → 뇌기능개선, 면역력증진
2. 비염개선 : 특히, 만성비염
3. 얼굴모습 개선
4. 턱 비대칭 교정
5. 여성 생리통 개선

▸ 26~60세 : MARPE로 상악골 및 비강확장

1. 산소, 산화질소 증가 → 뇌기능개선, 면역력증진
2. 비염개선 : 특히, 만성비염
3. 얼굴모습 개선
4. 턱 비대칭 교정
5. 여성 생리통 개선
6. 노화방지, 역노화
7. 수면개선, 수면무호흡 개선
8. 뇌졸중, 심근경색 예방

▸ 30~100세 : ACRA로 숨길확장

1. 산소 증가 → 얼굴피부개선, 암예방, 항암치료, 치매예방...
2. 산화질소 증가 → 면역력 증진
3. 역노화 효과
4. 비염 개선
5. 성기능 개선
6. 뇌졸중, 심근경색 예방
7. 다른분야와 접목 : 줄기세포시술, 오스테오 의학

5장. 성인환자의 Airway 치료(기타)

1. 만성비염과 상악골 협소의 해부생리학적 연관성

만성비염은 일반적으로 만성적인 비점막의 염증반응으로 정의되며, 이비인후과적 관점에서는 알레르기, 감염, 자율신경 이상 등의 병인을 중심으로 접근한다. 이러한 전통적 치료에는 항히스타민제, 스테로이드, 비강세척 등 증상 완화를 위한 대증요법이 주를 이루며, 근본적인 병태생리의 개선에는 제한적인 효과를 보인다.

그러나 해부학적 관점에서 볼 때. 상악골이 협소 할 경우 비강 구조 자체가 기계적으로 축소되어 비점막의 통기성과 배액 기능이 저하된다. 이로 인해 점막이 만성 염증 상태로 이행하게 되며, 결국 만성비염이 유발된다. 특히 상악골 확장을 통해 비강 용적이 증가하면 공기 흐름의 저항이 감소하고. 자연적인 점막 자정작용과 산소 교환이 향상되어 비염의 병태생리가 근본적으로 개선된다.

상악골 확장 과정에서 관찰되는 코뼈 및 상악골의 분리현상(Splitting)은 비강의 3차원적 확장을 유도하며, 그 결과로 비강 내 공간 확보, 기류 정상화, 점막 염증 감소가 복합적으로 발생한다. 이러한 기전은 다수의 임상 사례에서 확인되고 있으며, 특히 기존의 약물치료에 반응하지 않던 환자군에서도 유의미한 치료 효과를 보이고 있다.
상악골 확장은 비강을 확장시킴으로써 비강과 부비동의 산화질소 분비를 촉진시키고, 산화질소의 항염증 효과로 인해 비염이 개선되는 효과를 얻을 수 있다. 따라서 상악골 확장을 통한 구조적 접근은 만성비염 치료의 새로운 패러다임으로 주목받는다.

이러한 새로운 치료방법에 의하여 10년 이상된 고질적인 만성비염이 완치된 사례들이 다수 보고 된 바 있다. 필자(박인출)는 만성비염의 치료 목적으로 상악골 확장을 하여 10년 이상 된 고질적인 만성비염을 완치한 많은 사례들을 경험하였는데, 여기에 52세 10개월 여성의 만성비염 치료 사례를 소개한다.

이 환자는 10년 이상 된 고질적인 만성비염을 갖고 있는데, 콧물이 매우 심해서 잠잘 때는 콧물 때문에 중간 중간에 잠에서 깨어나는 수면장애도 있었다. 그래서 콧물을 닦기 위해 휴지를 머리맡에 두고 잔다고 할 정도였다.

상악골이 협소하여 MARPE(Mini screw-Assisted Rapid Palatal Expansion)를 사용하여 상악골을 확장하였다. 상악골 확장은 4주동안 시행하였는데, 4주만에 비염 증상이 거의 다 없어졌다. 일반적으로 만성비염에서 상악골 확장을 하면 3-4주내에 증상의 70-80% 정도는 없어진다

이 환자는 상악골 확장이 완료된 후 3개월간의 유지(stabilization)기간을 거친 후, 17개월의 치아 교정을 한 후 모든 치료를 완료하였다. 이후 follow-up 정기체크에서 비염의 재발은 발생하지 않았다.

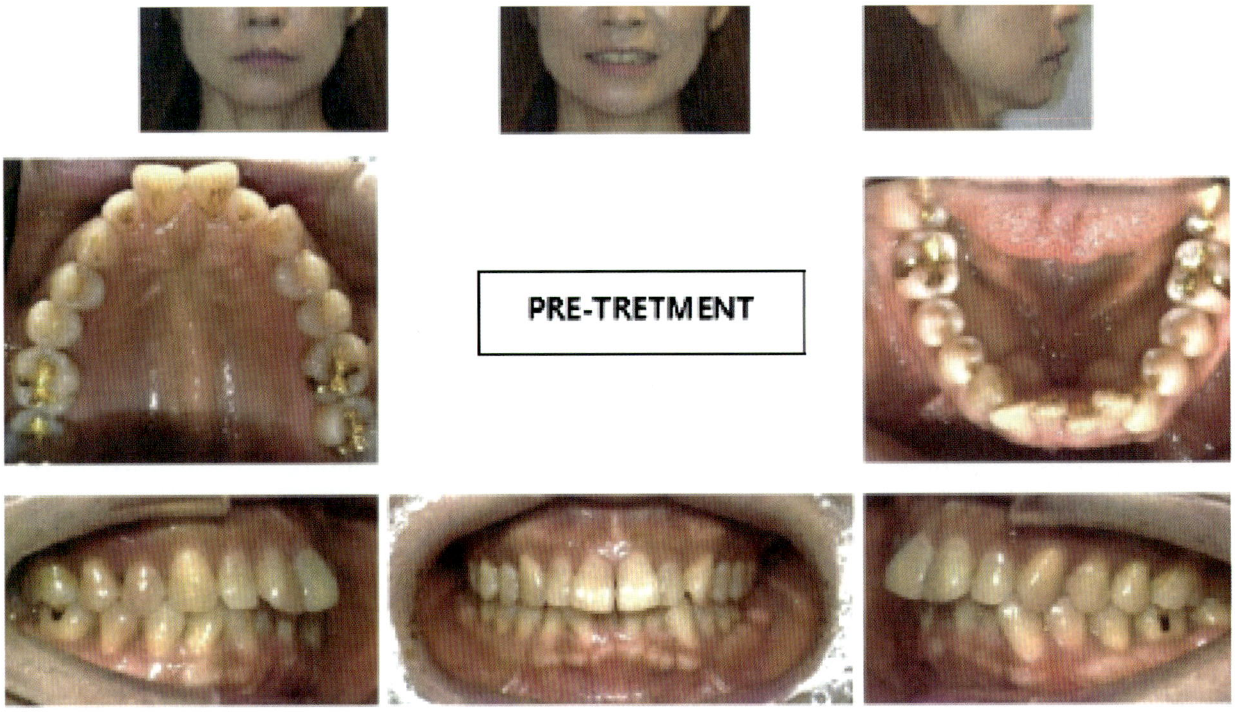

<치료 전 사진>

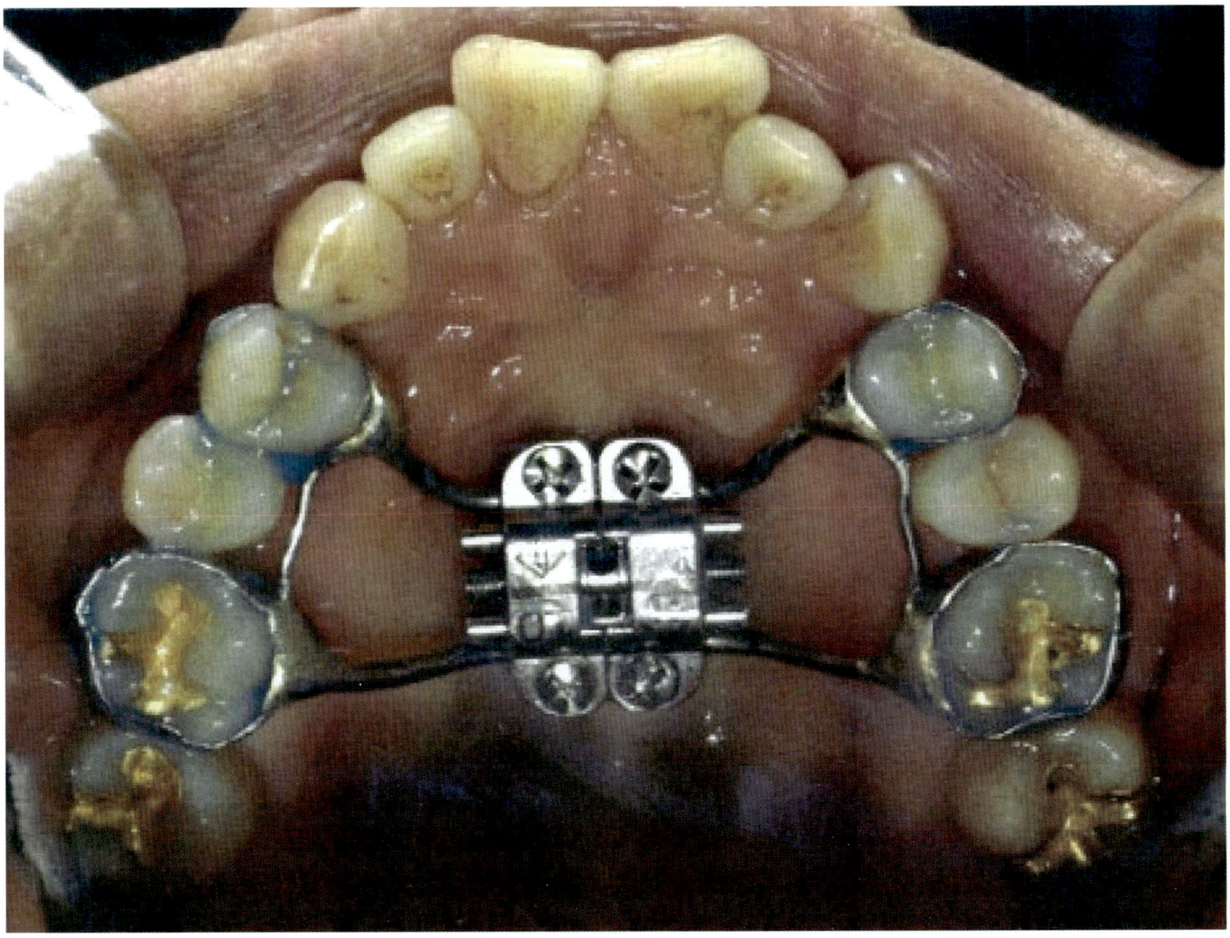

<MAPRE>

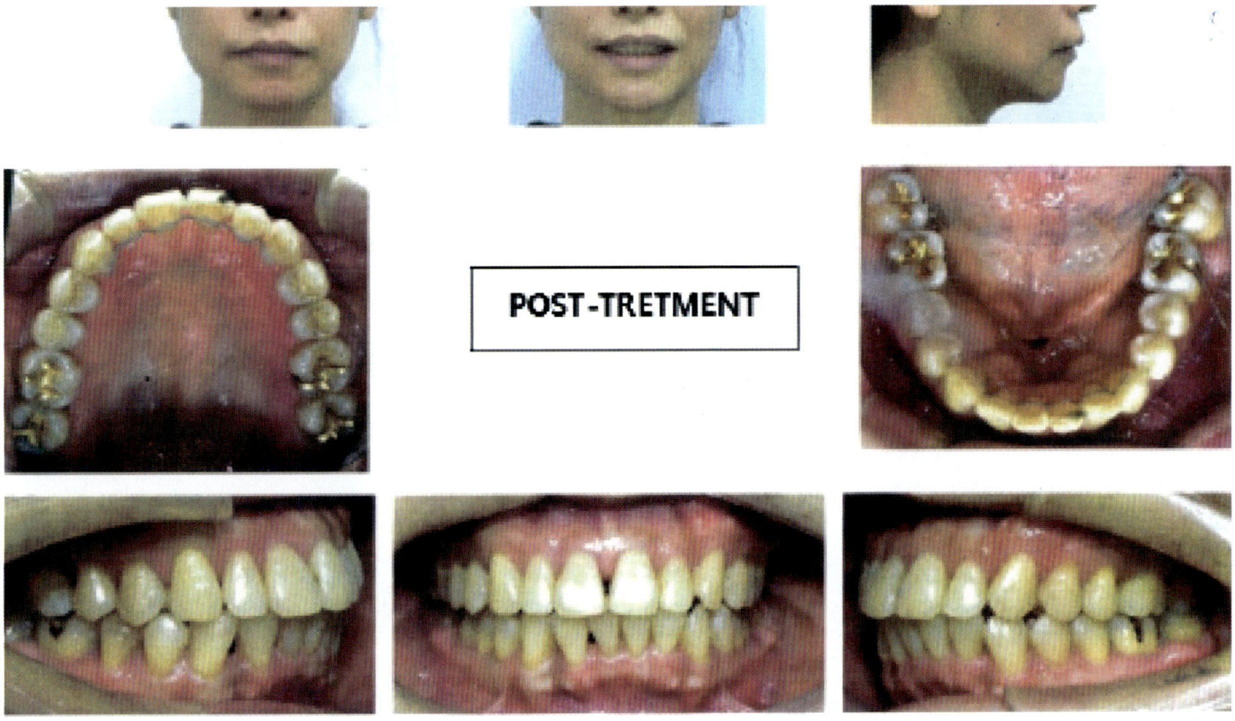

<치료 후 사진>

유OO 환자 치료 후기

"비염 때문에 3년 동안 잠도 제대로 못자고 늘 피곤해 일을 그만 둘 정도로 힘들었습니다.
광고에 나오는 약과 병원 약을 먹어도 효과가 없었고, 자면서도 수차례 코를 풀어야 해 머리맡에 휴지를 두고 자는 것이 습관이었습니다. 쇼핑몰을 운영하며 먼지가 많은 환경에서 일해 콧물이 점점 심해져 외출 시에도 늘 휴지를 들고 다녀야 했습니다. 비염약을 먹으면 약이 독해 위염이 재발해 고생하기도 했습니다.

그러다 치과에서 코 뼈를 넓히는 시술을 받았고, 한 달 정도 지나자 숨쉬기가 편해지며 알러지 약 없이 잠도 잘 수 있게 되었습니다. 코가 막혀 옆으로 자야 했던 것이 이제는 똑바로 누워 잘수 있을 정도로 바뀌었습니다.
시술 후 팔자주름이 펴지고 얼굴이 시원해 보여 인상도 좋아졌다는 이야기를 들었습니다.
이 시술은 제 삶을 바꾼 선물 같았습니다.
매일 코로 숨쉬는 것이 이렇게 감사한 일이라는 것을 깨달았고,
건강하게 숨 쉬며 살수 있다는 것이 얼마나 큰 행복인지 느끼고 있습니다."

또한 치료 경과 모니터링을 통해 필요시 계획을 수정하고, 환자의 순응도를 지속적으로 높이는 것이 중요하다. 지속적이고 유연한 치료 접근은 환자의 장기적 건강 유지와 만족도를 극대화하는 핵심 요소가 된다

필자(박인출)의 경험에 의하면 만성비염은 치과의사들이 airway dentistry를 통하여 치과 진료의 범위를 크게 넓힐 수 있는 분야라고 믿는다.

2. 기도 협소와 돌연사의 병태생리적 상관성

돌연사는 임상적으로 외견상 건강한 상태였던 개인이 예기치 않게 갑자기 사망하는 현상으로 정의되며, 대부분 심혈관계 원인에 기인한다. 주요 병인은 급성 심근경색과 뇌출혈로 알려져 있으나, 이들 사건을 유발하는 직접적인 병태생리 기전은 아직까지 완전하게 규명되지 않았다.

최근 연구에서는 상기도의 협소로 인한 만성적 산소 결핍 상태가 심근의 병적 재형성(pathologic remodeling)과 직접적인 관련이 있을 가능성이 제기되고 있다. 수면 중 반복적인 기도 폐쇄는 저산소증(hypoxia)을 유발하며, 이는 교감신경계를 지속적으로 활성화시키고, 결과적으로 심장의 비후성 재형성을 유도한다. 이는 좌심실 비대, 심근 섬유화, 부정맥 유발 가능성을 증가시켜 급성 심근경색 및 심정지의 위험 요인으로 작용한다.

비후성 심근증은 '기도 폐쇄로 인하여 산소 부족이 되면, 산소공급을 위해 심장이 지나치게 수축, 이완을 반복함으로써 심장 근육이 비대해진 것' 으로 추정하는 의견이 있다. 한국에서의 돌연사는 인구 10만명당 47명, 1년에 25000명 이라는 통계가 있다(2010년). 이는 교통사고로 인한 사망률(연7,000명)을 크게 상회하는 숫자이다.

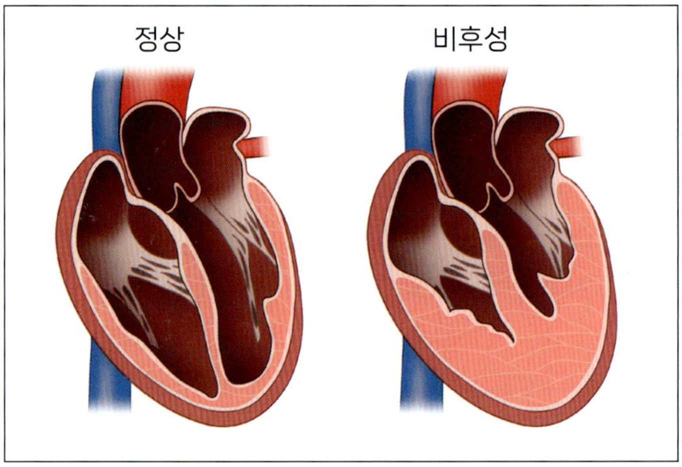

<비후성 심근증>

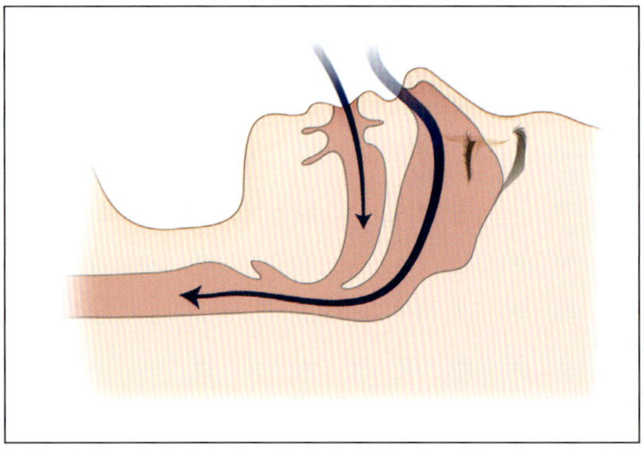

<정상적인 코호흡>

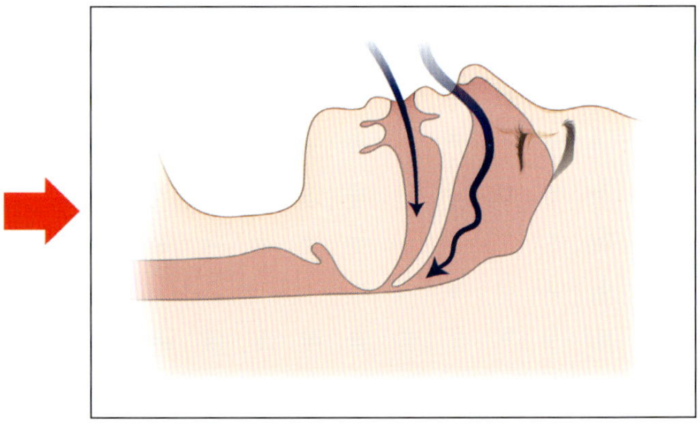

<기도 폐쇄에 의한 입호흡>

특히 상기도 협소를 해소하기 위한 구강 장치의 적용은 기도 개방성을 유지시켜 수면 중 산소 포화도를 안정화시키고, 심혈관계 부담을 감소시킨다. 실제 임상 사례에서는 장치 착용 후 HRV(심박변이도), 혈압, 심박수 등의 지표가 호전되는 경향이 관찰되었으며, 이는 기도 건강이 돌연사 예방에 기여할 수 있는 중요한 요소임을 시사한다.

3. 종양 발생과 산소 대사의 연관성 : 저산소 환경과 암세포 생존

암세포는 정상세포와 달리 혐기성 대사를 기반으로 하는 Warburg effect를 특징으로 하며, 이는 세포 내 산소 농도와 밀접한 연관이 있다. 1931년 Otto Warburg는 산소 결핍 상태에서 정상세포가 암세포로 전환된다는 사실을 규명하였으며, 이는 종양 미세환경에서 저산소 상태가 발암의 주요 촉진 인자임을 의미한다.

2019년, 산소 센싱 기전(HIF-1a, HIF-2 a)을 규명한 윌리엄 케일린, 그레그 서멘자, 피터 랫클리프의 연구는 종양 생존과 저산소 반응 유전자의 연관성을 밝히며 해당이론을 더욱 강화하였다. 암세포는 산소 결핍 시 혈관신생, 세포 증식, 약물 저항성을 증가시키는 경향이 있으며, 이는 항암제 효과를 떨어뜨리는 핵심 요인으로 작용한다.

이에 따라 항암 치료 시 산소 공급을 최적화하는 전략이 중요하며, 구강장치를 통해 기도 개방성을 확보하면, 수면 중 산소 공급이 개선되어 전신 조직의 산소화가 향상된다. 저자인 박인출 박사가 개발한 ONORA(Oxygen, Nitric Oxide Reverse-aging Appliance)는 비강과 인두부의 기류를 증가시켜 조직 산소 포화도를 개선하며, 이는 항산화 작용 및 항암 반응성 향상에 기여할 수 있다.

4. 산화질소(NO) 생성과 남성 성기능의 생리적 연관성

산화질소(Nitric Oxide)는 혈관 내피세포에서 분비되는 강력한 혈관 확장 물질로서, 말초 혈류량 조절과 발기 기능에 결정적인 역할을 수행한다. 비강 내 점막에서는 호흡을 통해 자연적으로 산화질소가 생성되며, 이는 코호흡이 성기능 및 전신 혈류 조절에 미치는 생리학적 근거가 된다.

구강장치를 통한 상기도 확장은 비강 저항을 줄이고, 산화질소의 지속적인 분비를 유도함으로써 혈관 기능을 향상시킨다. 이는 실제 임상에서 확인 된 바와 같이,발기 기능의 회복, 아침 발기 증가, 전반적인 활력 개선과 직결된다, 또한 수면의 질이 향상 됨에 따라 테스토스테론 분비 주기도 정상화 되며, 이는 호르몬적 측면에서도 성기능 개선에 기여한다.

결론적으로, 구강장치에 의한 기도확장 치료는 단순한 호흡 개선을 넘어, 혈류역학적 안정성과 성기능 회복이라는 다면적인 치료 효과를 가지며, 이는 중장년 남성 건강관리의 새로운 해법으로 자리잡고 있다.

Chapter 5

Airway Dentistry의 치과 경영 전략

1장 .... 환자 설득과 커뮤니케이션

2장 .... Airway Dentistry의 마케팅 전략

3장 .... 성인 환자의 상담 방법

4장 .... 어린이 환자의 상담 방법

5장 .... 치과 미래시장 전망은?

6장 .... Airway Dentistry의 전망은?

7장 .... Airway Dentistry성공을 위한 제언

1장. 환자 설득과 커뮤니케이션

Airway Dentistry나 BGA 같이 널리 알려져 있지 않고, 초기단계인 상황에서 환자와 커뮤니케이션 방법

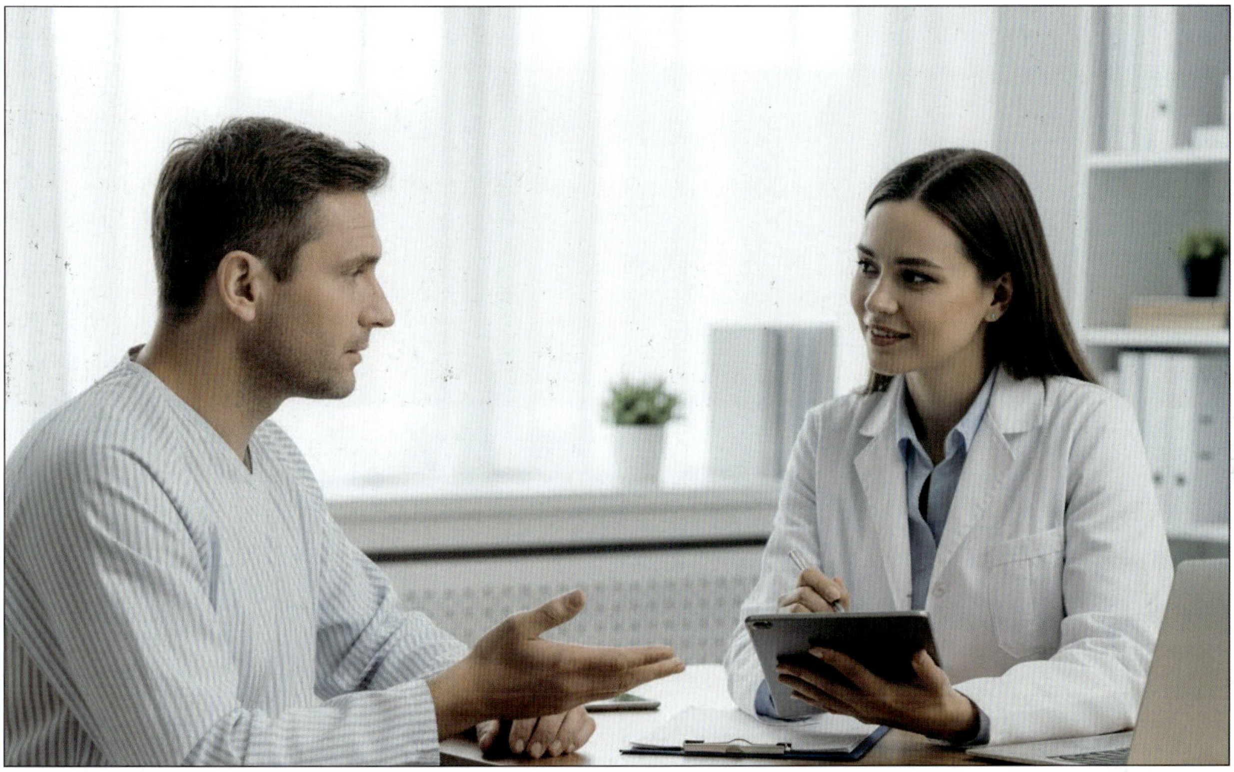

1. '문제 인식'부터 시작한다: 환자의 고통을 연결점으로 삼는다

- **설명 방식** : "입을 벌리고 자는 습관이 단순한 습관이 아닐 수 있습니다."
- **예시** : "잠을 자도 피곤하다는 건, 뇌로 가는 산소가 부족해서일 수 있습니다."
- **핵심** : 환자가 이미 느끼는 증상(코골이, 피로, 집중력 저하 등)을 Airway 문제와 연결시키는 것이 효과적이다.

2. 치과의 영역을 넘어서 설명하되, 범위를 구체화한다

- 환자들은 "치과에서 왜 호흡을 얘기하냐"고 의아해할 수 있다. 따라서,
  - "턱과 얼굴뼈는 숨길의 입구이며, 치과는 이를 조절할 수 있는 유일한 진료과입니다."
  - "턱뼈의 위치와 혀의 공간이 기도(airway)를 결정짓습니다."

3. 비교 이미지/영상 사용: Before & After

- "이 아이는 어릴 때 입을 벌리고 자면서 얼굴이 길어졌습니다.
  하지만 턱 성장과 기도를 동시에 조절하자 얼굴과 숨쉬기 모두 좋아졌습니다."
- 2D lateral ceph, 3D CT, 얼굴 변화 사진 등을 활용하면 시각적으로 '낯선 치료'에 대한 신뢰도가 상승 한다.

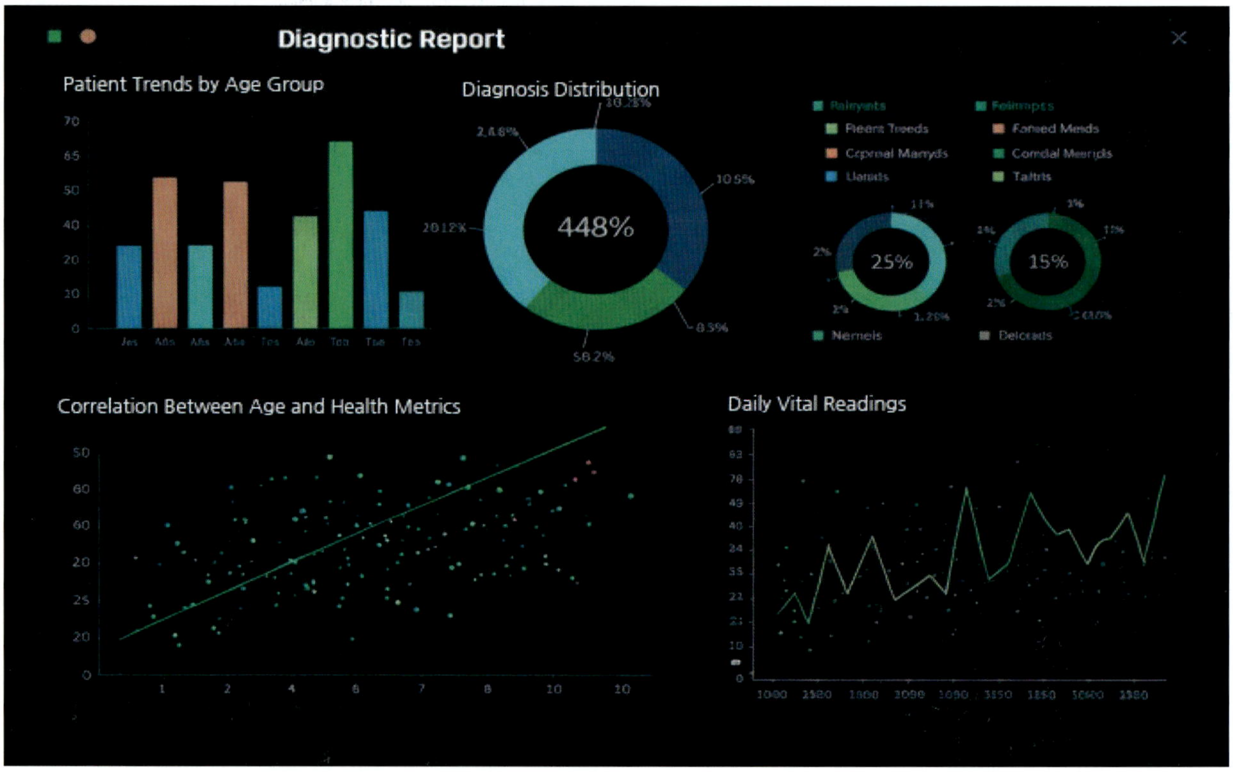

4. 진단 결과를 기반으로 '데이터 중심 대화'

- AHI, low tongue posture, narrow palate, nasal airway resistance, 3D airway volume 등을 숫자와 그래프로 제시하면 환자는 주관적 설명보다 더 납득하기 쉽다.

5. '아이를 위한 치료'라는 윤리적 관점 제시

- 부모 대상일 경우, 단순 미용/치아 배열의 문제에서 벗어나,
  - "이대로 성장하면 얼굴형과 수면, 집중력이 악화될 수 있습니다."
  - "성장기의 골격을 이용하면 수술 없이 해결할 수 있는 시기입니다."
- 아이의 미래를 보호해주는 치료라는 정서적 연결이 중요하다.

6. 과잉 진료 불안 해소: '기존 치료의 한계' 설명

- "기존 교정치료는 치아배열만 보고, 기도나 숨쉬기는 고려하지 않았습니다."
- "우리는 턱뼈, 혀, 코, 얼굴 전체를 보고 평가합니다. 숨길 중심 치의학은 치아교정보다 더 넓은 관점을 가집니다."

7. 1 : 1 맞춤형 자료 제공: 소책자 or QR영상 링크

- 짧은 인포그래픽, QR로 연결되는 유튜브 설명 영상, 간단한 설명 소책자 제공 시 설득 효과 증대
- **의료진 개인의 권위가 아닌, '체계적인 시스템'**으로 인식되게 하는 것이 바람직하다.

8. 치료 경험자 후기 및 공감 스토리 활용

- "이 아이도 처음엔 비염이 심하고 입으로 숨을 쉬었어요.
  그런데 치료를 하니 얼굴도 바뀌고 집중력도 좋아졌습니다."
- 환자 인터뷰 영상이나 실명 후기(가능한 경우)는 강한 설득력을 가진다.

9. 너무 전문적인 용어는 피하고, 대신 비유로 설명

- 혀가 '기도의 뚜껑', 턱이 '숨길의 문지방'처럼 비유하면 이해도가 높아짐
- 예: "기도는 터널인데, 입천장이 낮고 혀가 눌리면 터널이 좁아집니다."

10. 작게 시작하는 옵션 제시

- "지금 당장 교정 전체를 하지 않더라도, 3D 스캔으로 기도를 살펴보는 평가부터 시작할 수 있습니다."
- 접근 장벽을 낮추기 위한 진입 단계 제안이 중요

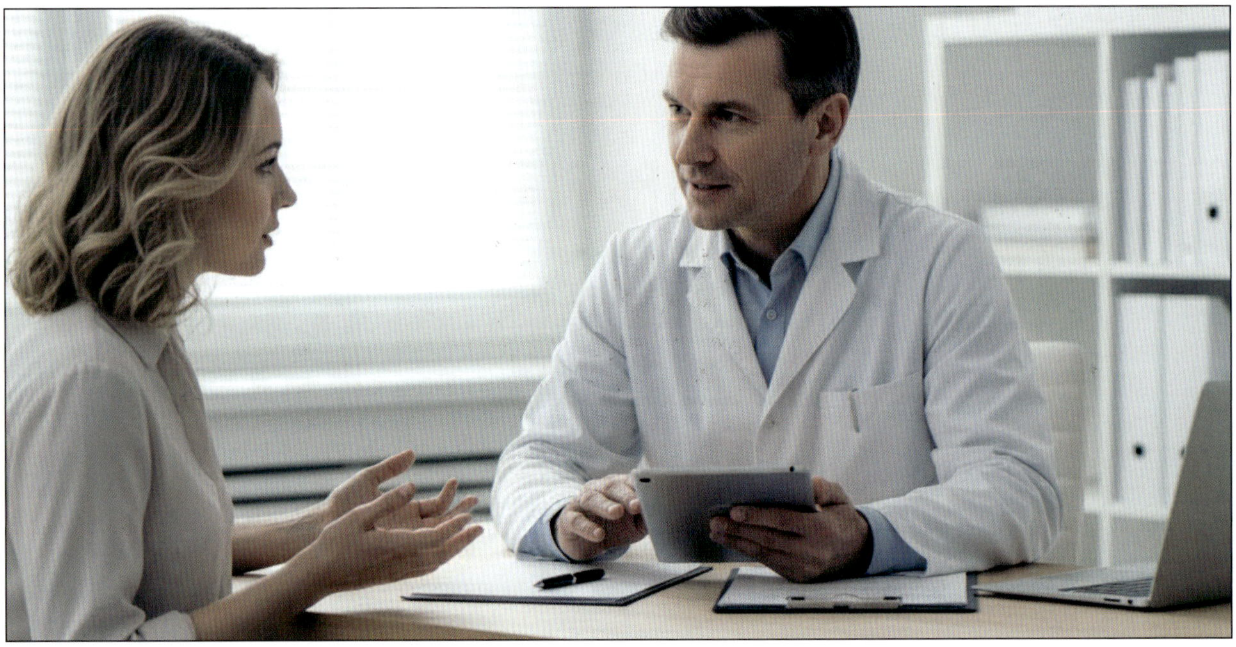

11. 상담 7원칙

1. 상담은 첫인상을 결정짓는 매우 중요한 기회라는 점을 인식한다.
2. **Smile** : 부드러운 미소를 짓는다.
3. **Eye Contact** : 눈을 맞춘다.
4. **Listening** : 잘 들어주는데 초점을 맞춰야 한다.
   : 듣는 것 60% VS 말하는 것 40%
5. 비언어적 소통의 중요성이 93%, 언어적 소통이 7%라는 점을 명심한다.
6. **Repeat** : 환자 고객의 말, 특히 감정을 표하는 말에는 복창을 해준다.
7. **Pace & Lead** : 짧은 질문을 자주하고 적극적 경청을 한다.

"첫 번째 경험을 만들 수 있는 두 번째 기회는 없다."

모든 치과 진료과목(보철, 교정, 소아, Airway Dentistry 등)에서 **환자 상담의 품질이 치료 수용률과 신뢰 형성의 핵심**이기 때문에, 단순히 설명을 "잘 하는 것"보다 **"신뢰-공감-맞춤정보-행동 유도"의 4단계 구조로 설계된 상담 전략**이 중요하다.

다음은 모든 진료과에 공통으로 적용할 수 있는 통합형 환자 상담 프레임워크다:

1단계: '문제 인식' 유도 – 환자가 스스로 말하게 하라

"혹시 이런 점이 불편하지 않으세요?"

- "불편한 점이 있으세요?"보다 구체적 질문이 더 좋다:

- "씹을 때 불편하거나, 끼는 느낌 있으셨어요?"
- "잠잘 때 입을 벌리거나 코 고시는 편인가요?"
- "아이 집중력이 좀 떨어지거나, 잘 피곤해 하나요?"

환자가 스스로 문제를 인식하게 만들면 치료 제안은 '권유'가 아니라 '해결책'이 된다.

2단계: '시각화된 설명'으로 객관적 근거 제공

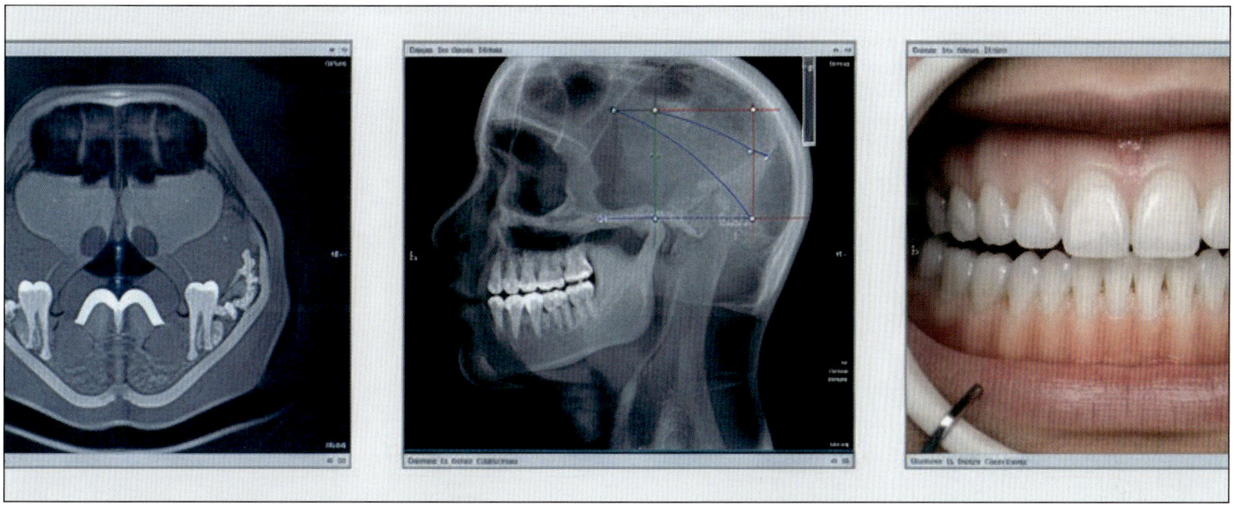

말보다 보여주는 것이 10배 납득이 빠르다.

- 구강내 사진, CT, 3D 스캔, 디지털 분석 그래프 등 적극 활용
- Before & After 비교자료는 강력한 설득 도구
- "이건 전 상태고요, 여긴 치료 이후의 턱뼈 위치입니다"

→ 신뢰 + 이해도 동시 상승

성장 그래프, 기도 넓이, 혀 위치 이미지 등을 넣으면 효과적이다.

3단계: '개인 맞춤형 설명'으로 나만의 치료로 느끼게 한다

- "보통은 이렇게 하지만, OO님은 잇몸 두께가 얇아서 이런 보철이 더 적합합니다."
- "아이의 얼굴형과 혀 위치를 보면 일반 교정보다 턱 뼈의 확장치료가 먼저 필요합니다."

  환자에게는 '나한테만 해당되는 설명'이 설득력을 가진다.

4단계: 예방과 타이밍을 강조한 '행동 유도형 제안'

- "OO을 지금 치료하지 않으면, 나중에는 임플란트가 어려워질 수 있어요."
- "이 시기를 놓치면, 수술밖에 방법이 없을 수도 있습니다."
- "검사만 먼저 받아보셔도 좋아요. 그 결과로 치료 시점을 정할 수 있어요."

강요보다 자연스러운 행동 유도가 핵심
진입 장벽이 낮은 '진단부터' 제안이 효과적

5단계: 신뢰는 결국 '후기'와 '사례'에서 완성된다

- 전후 사진, CT 변화, 환자 후기 영상, 보호자 편지 등
→ "**나도 이렇게 될 수 있구나**" 라는 감정을 자극
- **단순히 좋은 치료**보다,
"삶이 바뀐 사람들"을 보여주는 게 가장 강력하다.

12. Airway Dentistry나 호흡, 뇌발달, IQ향상 등과 같은 새로운 분야나 용어에 대한 생소함, 거부감을 없애기 위한 방법

많은 사람들이 Airway Dentistry라는 개념에 익숙하지 않고, "치과에서 뇌, 호흡, 집중력, IQ를 논한다"는 것에 거부감을 느끼는 이유는 주로 다음과 같습니다:

- 왜 거부감이 생길까?

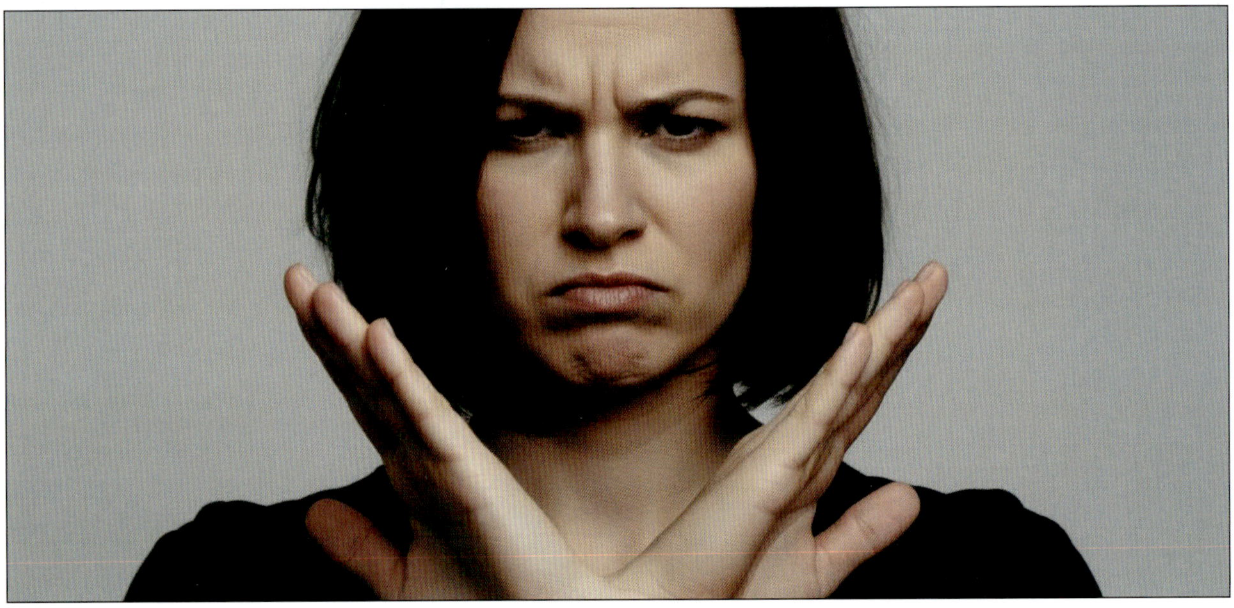

1. **기존 치과의 역할에 대한 고정관념**

   → "치과는 충치, 교정, 보철을 다루는 곳이지, 뇌 기능은 의사나 신경과가 다루는 거 아닌가?"

2. **과학적 증거 부족에 대한 불신**

   → "이게 진짜 의학적으로 검증된 이야기야?", "상술 아닌가?"

3. **용어 자체가 낯설고 이질적임**

   → "Airway Dentistry, BGA, 뇌 산소량" 등은 생소하고 불안감을 유발할 수 있음.

- 그러면 어떻게 거부감을 줄일 수 있을까?

1. '뇌'를 직접 말하지 말고, '수면'과 '산소'로 설명한다

"Airway 치료를 하면 IQ가 올라갑니다."
"잠을 잘 자게 되면, 집중력과 학습 능력이 좋아지는 경우가 많습니다."

"뇌" → "산소 공급"
"IQ" → "집중력, 학습력, 감정 조절력"
"인지 기능"이라는 중립적 용어를 사용하는 것도 좋음

예시:
"수면 중 기도가 막히면 뇌로 가는 산소가 줄어들어, 아침에 피곤하거나 집중력이 떨어질 수 있습니다."

2. 기존 의학 연구나 논문 기반으로 설명한다

- "의학적으로도 수면무호흡이 인지력 저하, 성장 지연과 관련이 있다는 연구가 많습니다."
- 논문 인용은 환자 대상 상담 시 브로셔, 포스터, QR 코드 연결 영상 등으로 제시

예시:
"실제로 미국 수면의학회에서는 코골이와 수면무호흡이 아이들의 집중력과 학습능력 저하와 밀접하게 관련되어 있다고 보고하고 있습니다."

3. 공감에서 출발하고, 전문성으로 연결한다

- "혹시 아이가 자고 일어나도 피곤해하거나, 학교에서 산만하다는 말을 듣지는 않으셨어요?"
- "그런 아이들 중 일부는 숨쉬는 방식에 문제가 있는 경우가 있습니다.
- "이를 조기에 조절하면, 얼굴 성장도 바르게 되고 수면 질도 좋아집니다."

'전문의가 아이 상태를 보고 분석해주는 느낌'이 들어야 신뢰도가 상승함

4. 에어웨이 치료의 목적을 '건강 증진'으로 표현

"Airway 치료는 얼굴과 뇌 발달을 바꿔줍니다."
"호흡과 수면을 개선해서 아이가 보다 건강하게 성장할 수 있도록 돕는 치료입니다."

- 학습 향상, 집중력 증가는 부가적 이득으로 이야기하는 것이 더 신뢰를 줌
- 메인 메시지는 언제나 "숨쉬기, 수면, 성장의 정상화"

5. 치료 후 환자의 실제 변화 중심으로 이야기

- "이 아이도 비염이 심하고, 밤에 입을 벌리고 자던 아이였어요."
  그런데 치료 후 코로 숨 쉬면서 잠을 더 깊이 자고, 아침에 피곤해하지 않게 됐습니다."
- **데이터보다 스토리, 이론보다 체험**

결론 요약

전략	설명
1. 용어를 바꿔 설명	'IQ' 대신 '집중력', '뇌' 대신 '산소공급'
2. 공감 기반 설명	아이의 피로, 집중력 저하 등 현실적인 증상에서 출발
3. 근거자료 활용	논문, 전문가 의견, 사례 등을 통해 신뢰 형성
4. 스토리 중심 전달	실제 환자 변화 사례로 감정적 설득 유도
5. 주된 초점은 '성장과 건강'	뇌 기능은 '부가적 효과'로 표현

보너스: 치과 상담의 금기사항 5가지

금기사항	이유
"무조건 하셔야 해요"	환자 거부감 유발
"이건 안 하면 큰일 납니다"	공포 마케팅으로 인식됨
"원래 다 그렇습니다"	개인 맞춤 상담 아님
"비용은 나중에 말씀드릴게요"	신뢰감 저하
"걱정 안 하셔도 돼요"만 반복	설명 부족으로 불신 유발

통합상담 전략 요약: 4단계 상담 프레임

단계	핵심 질문	목적
1. 공감 유도	"혹시 이런 점 불편하지 않으세요?"	스스로 문제 인식하게 하기
2. 시각 설명	"여기 보시면 이 부분이…"	객관적 신뢰와 이해도 확보
3. 맞춤 제안	"OO님 같은 경우엔…"	개인화된 전문성 부여
4. 행동 유도	"지금 검사부터 해보시는 게 좋습니다"	자연스럽게 수용 유도

2장. Airway Dentistry의 마케팅 전략

1단계) 인식 전환을 위한 콘텐츠 마케팅

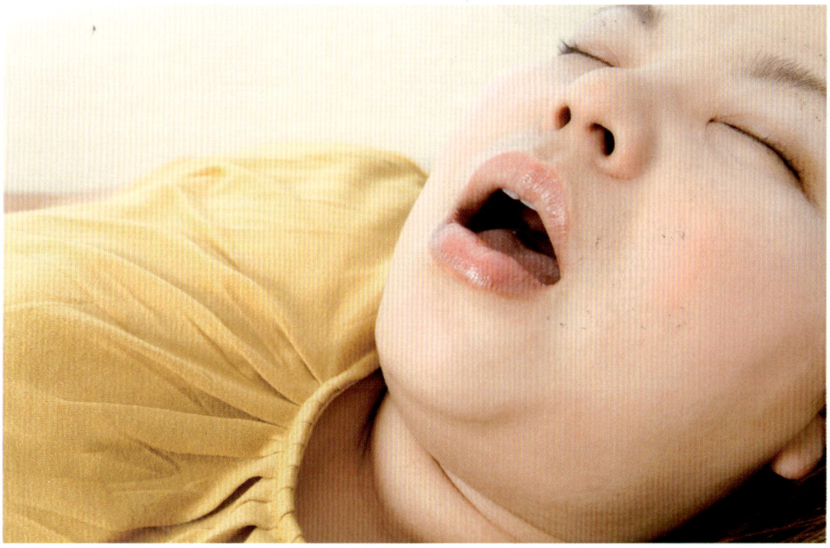

핵심 목표: "입으로 숨 쉬는 것이 위험하다"는 메시지를 각인시키기

- **콘텐츠 주제 예시**
  - "아이의 얼굴은 숨쉬는 방법에 따라 달라집니다"
  - "코골이, 집중력 저하, ADHD? '숨길' 문제일 수 있습니다"
  - "단순 교정이 아닌, 숨 잘 쉬는 얼굴을 만듭니다"

- **활용 채널**
  - 인스타그램 리얼스 / 유튜브 쇼츠: 30~60초 짧은 영상 중심
  - 블로그: 전문성 강조한 긴 글 → '치과에서 하는 기도 검사란?'
  - 지역 커뮤니티 맘카페/포털카페: 학부모 대상 Q&A 기반 콘텐츠

- **형식**
  - 전후 사진 비교, 실제 스캔 이미지, 설명 애니메이션, 짧은 인터뷰 영상

2단계) 의료기관의 브랜딩 전략

브랜딩 슬로건 (예시)

- "숨쉬는 얼굴을 만드는 치과"
- "코골이 없는 잠, 성장하는 아이"
- "수면과 집중력까지 생각하는 교정"

브랜드 아이덴티티 구성

- 로고, 색상: 청색계열(숨, 안정, 신뢰)을 활용
- 대기실 포스터: 아이 얼굴 변화, 기도 스캔 전후 자료
- QR 포스터: "우리 아이 얼굴, 지금 숨쉬고 있나요?" → 링크 영상

3단계) 무료 or 저가 진단 서비스로 유입

"숨길 스캔 이벤트"

- 3D CBCT + 구강내 스캐너 → 기도 평가 + 성장진단 리포트 제공
- 이벤트 명칭 예시:
  - "우리 아이 숨길검사 캠페인"
  - "입벌림 체크 무료 이벤트"

단, 이벤트는 단발성보다 지속형 프로그램으로, 예약 유도를 위한 상담 연계가 중요하다.

4단계) '후기' 기반 입소문 유도 치료 후 환자 사례 영상 또는 리뷰 수집

- "아이의 얼굴은 숨 쉬는 방법에 따라 달라집니다"
- "코골이, 집중력 저하, ADHD? '숨길' 문제일 수 있습니다"
- "단순 교정이 아닌, 숨 잘 쉬는 얼굴을 만듭니다"

5단계) 의사 대상의 B2B 마케팅도 함께 고려

협업 가능 대상

- 지역 소아과 / 이비인후과 / 발달클리닉과 연계
- "구강호흡 / 성장지연 환자는 우리 치과로 의뢰 할 수 있습니다" 체계 마련
- 의사대상 세미나 또는 소규모 설명회 개최 → 의뢰 네트워크 구축

핵심 포인트 요약

전략 요소	설명
문제 인식 콘텐츠	입호흡, 집중력 저하, 얼굴 성장 등 환자의 '고통'에 기반한 교육형 콘텐츠
감성 스토리텔링	아이의 변화, 가족의 이야기로 감정적 설득 유도
데이터 기반 신뢰	전후 CT 비교, 기도 변화 수치 등 전문성과 객관성 확보
무료검사/이벤트	기도 스캔, 입호흡 체크 이벤트 등으로 첫 방문 유도
후기 마케팅	진짜 사례, 치료자의 정성과 결과를 스토리로 보여주기

1. '병원 브랜딩'을 교육 중심으로 전환한다

- 키 메시지: "숨길을 살펴야 진짜 건강한 치아가 됩니다."
- 단순히 'OO치과'가 아닌, "숨길치과", "숨쉬는 교정", "숨길 중심 성장클리닉" 같은 브랜딩 강화
- 웹사이트, 유튜브, 블로그, SNS 등 모든 채널에 이 메시지를 일관되게 심는다

2. '질환 인식 캠페인'으로 시장을 만든다

- 생소한 치료일수록, 먼저 문제의 심각성을 알리는 것부터 시작해야 함
- 예시:
    - "입으로 숨 쉬는 아이, 그냥 두면 ADHD가 될 수도 있습니다"
    - "밤새 뒤척이는 아이, 혹시 코로 숨 못 쉬는 걸까요?"
    - "성인도 수면무호흡 때문에 집중력과 기억력이 무너지고 있습니다"
- 블로그·인스타·유튜브 등에서 질환 인식 콘텐츠를 먼저 배포하여 관심을 유도한다

3. '시각 자료 중심 콘텐츠 마케팅'

- Before/After, 3D CT 비교, 성장 변화 애니메이션, Q&A 영상 등으로 **직관적 전달**
- 콘텐츠 포맷:
    - 블로그 글 + 전후 비교사진
    - 인스타 릴스: "입 벌리고 자는 아이의 1년 후"
    - 유튜브 영상: "숨길이 바뀌면 얼굴도 바뀝니다"
- **슬로건 반복 + 감정 자극형** 제목 활용

4. '전문성 기반 신뢰 확보'

- 마케팅 채널에 논문 요약, 전문가 인터뷰, 세미나 장면, 의학적 자료 해설을 함께 배치
- 환자 후기를 정보 콘텐츠화: "OO초등학교 5학년 OO이의 변화" 식의 감정 연결형 콘텐츠
- 브랜딩 요소로 "OO 원장님이 추천하는 논문 5편" 식의 신뢰 기반 콘텐츠도 운영

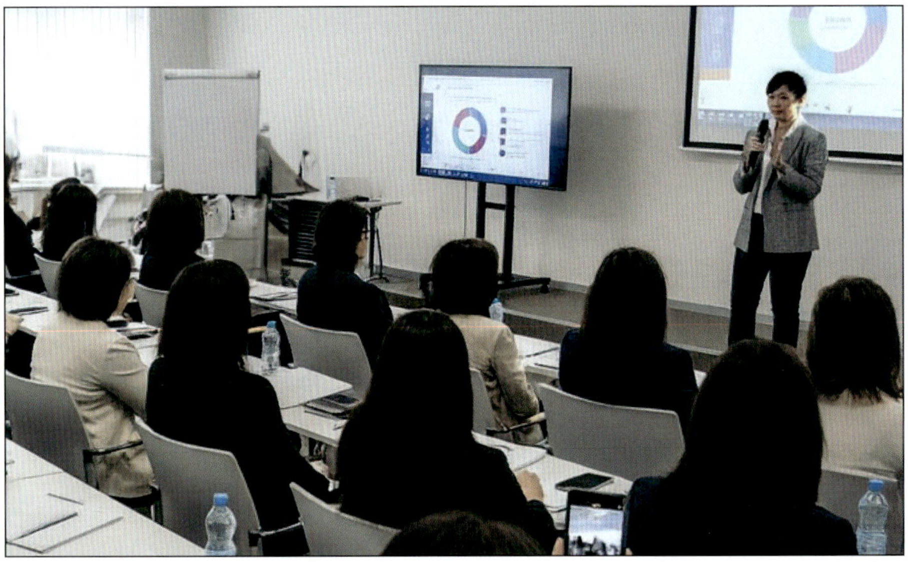

5. '엄마 커뮤니티 & 학교 설명회' 진출

- 맘카페, 육아 카페, 유아체형·발달 관련 커뮤니티는 BGA/airway 관점에서 핵심 타깃
- '숨길로 보는 성장세미나' 무료 개최 → QR로 병원 정보 연결
- 유치원·초등학교 학부모 대상 온라인 설명회 or 체험 이벤트 운영

6. 오프라인 내부 브랜딩 & 리퍼럴 강화

- 병원 내부를 '숨길클리닉'이라는 **체험형 공간**으로 구성
  - 두개부 해부모형, 3D airway 모형, CT 해석 코너 등
- 이비인후과, 언어치료사, ADHD 클리닉과의 **네트워크 리퍼럴 연계**
- 소개한 환자에게 감사 쿠폰/건강키트 제공 → 구전 효과

7. Google/네이버 광고는 '인지 위주'로 제한적 활용

- '성장 교정', '코골이 아동', '턱 비대칭 치료' 등의 키워드 중심으로 검색광고만 진행
- 대신 전환율은 콘텐츠로 끌어오고, **체계적인 랜딩 페이지**로 신뢰 구축 → 검진 예약 연결

단기 & 장기 전략 구분 예시

구분	단기 전략 (1~3개월)	장기 전략 (6~12개월)
콘텐츠	SNS 릴스/블로그 10편	유튜브 브랜딩 영상 시리즈
커뮤니티	맘카페 3곳 정기 업로드	학교/지역센터 세미나
진료 흐름	1회 CT 체험 + 설명	성장 추적 프로그램 구축
브랜딩	숨길 클리닉 네이밍	학술 세션/논문 발행

3장. 성인과의 상담 방법

성인 환자와의 상담에서는 아이 부모와 달리 **"본인의 문제에 대한 자각"**, **"건강과 삶의 질에 대한 연결"**, 그리고 의학적 근거에 기반한 신뢰 형성이 핵심이다. 단순히 '숨을 더 잘 쉬게 해줍니다'가 아닌, **"왜 숨을 못 쉬고 있었는지"**, **"그로 인해 어떤 문제가 생겼는지"**, "이 치료가 어떻게 다르게 접근하는지"를 논리적으로 설득해야 한다.

성인 환자를 위한 상담 5단계 구조를 소개한다.

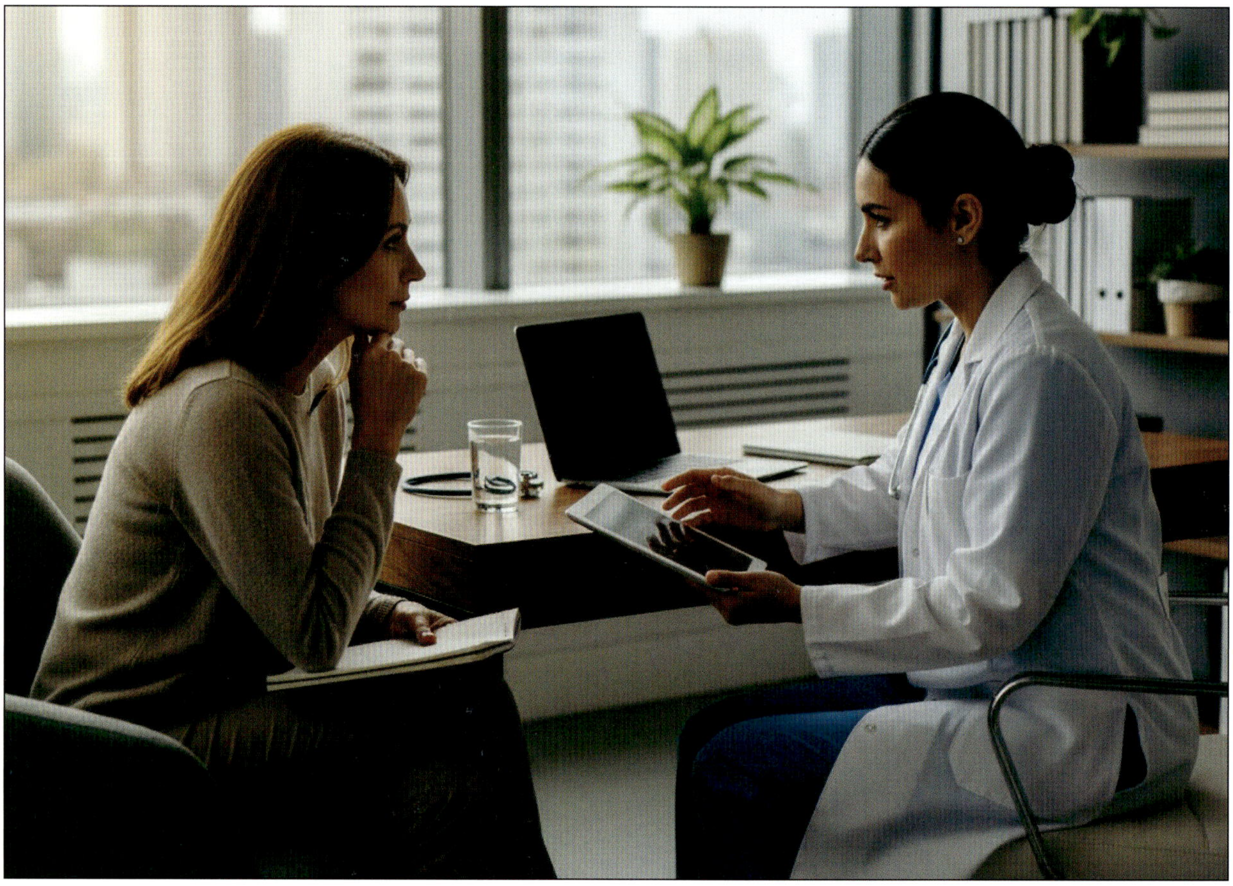

1단계) 문제 인식 유도 – "본인의 증상과 연결"

- 말로만 설명하지 말고, 다음 질문들을 활용한다:
  - "아침에 일어나면 피곤하지 않으세요?"
  - "잠을 자도 개운하지 않거나, 입이 마르거나, 두통이 있지 않으세요?"
  - "집중이 안 되거나 기억력이 떨어지는 걸 느끼시나요?"
- 환자가 '**그냥 피곤한 게 아니었구나**' 하고 인식하게 만드는 것이 핵심이다.

2단계) 구조적 원인 설명 – '왜' 숨이 막히는지 보여준다

- **CT, 3D airway 분석, lateral ceph 등 시각 자료**를 활용한다.
- "여기 보시면 기도가 굉장히 좁습니다. 혀가 뒤로 밀려나 있고, 턱이 조금 후퇴해 있죠."
- "이 구조 때문에 자는 동안 기도가 좁아져서 산소가 부족해지고, 수면의 질이 떨어지게 됩니다."

3단계) 그로 인해 생기는 '삶의 질 저하'를 강조한다

- **"이런 숨길 문제는 수면무호흡증 뿐 아니라, 피로, 우울감, 기억력 저하, 심지어 고혈압이나 당뇨로도** 연결될 수 있습니다."
- 특히 **정신적, 인지적** 영향을 연결하는 것이 중년 이후 환자들에게 매우 설득력 있다.
- "숨이 편해지면, 일상에서의 활력이 완전히 다르게 느껴질 수 있습니다."

4단계) 기존 치료의 한계를 짚고, 이 치료가 어떻게 다른지를 강조

- "보통은 증상 완화를 위해 CPAP이나 약물, 수술을 권유하지만, 이 치료는 구조적인 원인을 해결하는 방식입니다."
- "턱뼈, 혀, 얼굴뼈 구조를 바탕으로 숨길을 바꾸면, 근본적인 해결이 가능합니다."
- 여기서 **Airway Dentistry/ONORA만의 차별성**을 분명히 해야 한다.

5단계) 단계적 치료 계획 제시 + 부담 줄이기

- 예: "먼저 3D 기도 진단부터 받아보시고, 그 결과를 바탕으로 치료 방향을 설정할 수 있습니다."
- "처음부터 큰 교정 치료를 하는 게 아니라, 필요한 범위를 정확히 진단해서 맞춤형으로 진행합니다."

상담 대화 예시

"OO님, 지금 말씀하신 증상들—피곤함, 두통, 집중력 저하—이게 사실 수면 중 기도가 막혀서 생기는 문제일 수 있습니다. 보통 이런 걸 간과하고 '그냥 피곤하구나' 하고 넘기는데, 실제로는 뇌로 가는 산소가 줄어드는 상태일 수 있거든요."

"저희가 하는 이 치료는 턱뼈와 혀, 기도 구조를 분석해서, 왜 그런 증상이 생겼는지를 **구조적으로 진단하고 개선**하는 접근입니다. 지금처럼 겉으로는 멀쩡하지만 속에서는 계속 산소 부족이 생기면, 결국 전신 건강에도 부정적인 영향을 줍니다."

핵심: 상담에서 꼭 들어가야 할 4가지 메시지

요소	내용
① 자각	"내가 불편함을 느낀 이유가 숨길 때문이었구나"
② 객관화	CT, 사진, 숫자 등으로 문제 시각화
③ 차별성	"이건 단순 교정이 아니라, 구조적 치료입니다"
④ 실행	"우선 검진부터 받아보실 수 있습니다"로 문턱 낮추기

4장. 어린이 환자의 상담 방법

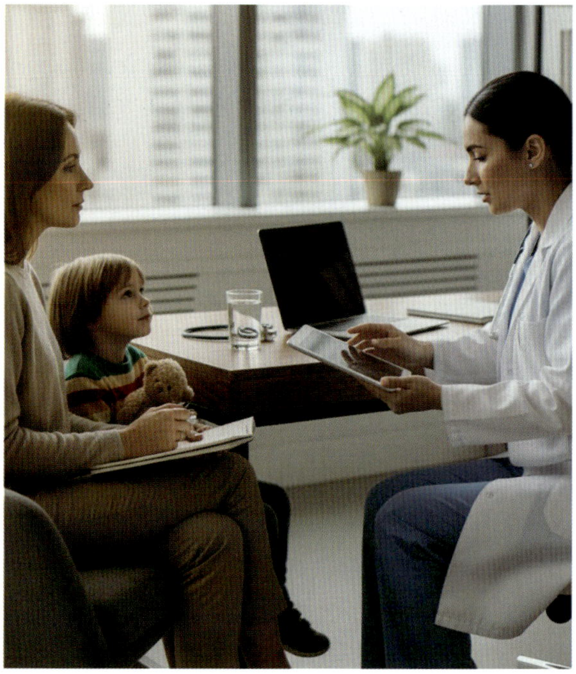

소아 환자의 경우, 상담의 대상은 아이 본인이 아니라 보호자(대부분 부모)이기 때문에 상담의 핵심은 다음 두 가지로 요약된다:

"이 문제를 방치하면 어떻게 될까?"
"지금 개입하면 얼마나 좋은 결과를 기대할 수 있을까?"

부모는 '지금의 얼굴 모양'이나 '입벌림' 자체보다는 성장, 건강, 학습능력, 정서와 같은 미래에 대한 우려에 훨씬 더 민감하게 반응한다.

소아환자 상담 핵심 전략 (부모 중심)

1. 입벌림의 장기적인 영향부터 설명한다

- 단순히 "구강호흡이 안 좋아요"라고 말하지 않는다.
- "계속 입을 벌리고 자면 얼굴이 길어지고, 턱이 제대로 자라지 않아 나중에 치아교정으로도 해결이 안 될 수 있습니다."
- "무엇보다 수면의 질이 떨어지고, 뇌로 가는 산소 공급이 줄어들어 집중력과 감정 조절에도 영향을 줄 수 있습니다."

부모의 걱정 포인트를 찌르는 문장으로 시작한다:
"혹시 아이가 자주 입을 벌리고 자거나, 비염이 심하고, 말할 때 발음이 흐리거나 집중을 잘 못하지 않나요?"

2. 객관적 진단을 근거로 보여준다

- 입을 다문 얼굴 vs 입을 벌린 얼굴, 정면/측면 사진
- lateral ceph / CBCT로 기도 공간, 혀 위치, 협소한 상악 등 시각화
- "아이가 숨 쉬는 길이 이만큼 좁습니다. 이 상태가 지속되면 얼굴 성장은 이렇게 왜곡될 수 있습니다."

'문제점이 보인다'는 인식이 있어야 부모는 치료를 납득한다.

3. "지금이 치료 골든타임입니다"를 강조한다

- "이 시기의 얼굴뼈는 연한 골로 되어 있어 치료에 굉장히 잘 반응합니다. 나중에 턱뼈가 굳고 나면 수술밖에 방법이 없을 수 있습니다."

기회 비용을 제시해야 한다:
"지금 조절하면 얼굴형, 숨쉬기, 교정까지 모두 좋게 갈 수 있지만, 시기를 놓치면 아이가 평생 숨쉬기 어려운 얼굴로 자랄 수 있습니다."

4. 기존 교정과의 차이를 분명히 한다

- "일반 교정은 치아 배열만 보고, 얼굴뼈나 기도는 고려하지 않습니다."
- "이 치료는 혀의 위치, 턱의 성장 방향, 비강 확장까지 함께 보는 '성장 유도 치료'입니다."

부모의 오해를 막기 위해 치료 목적을 분명히 설명한다.

5. 치료 경험 후기나 시각자료를 적극 활용한다

- 아이 얼굴 변화 Before/After
- 수면, 집중력 개선 후기
- 아이 목소리 인터뷰, "전에는 잠 잘 못 잤는데 지금은 아침이 개운해요"

감정 + 사실 + 비주얼을 모두 전달할 수 있는 콘텐츠를 사용한다.

상담 스크립트 예시

"아이의 얼굴 성장은 대부분 초등학교 시기에 결정됩니다. 그런데 지금처럼 입을 벌리고 자거나, 비염으로 숨을 잘 못 쉬면 턱뼈가 좁아지고, 아래로 길어지게 됩니다."

"더 중요한 건 수면입니다. 숨이 잘 안 통해서 깊은 잠을 못 자면, 뇌 발달에도 영향이 가고, 집중력과 감정 조절이 어렵게 될 수 있어요."

"지금처럼 뼈가 말랑말랑한 시기에는 치료가 잘 되고, 얼굴뼈와 기도 구조 모두 건강하게 성장할 수 있도록 도와줄 수 있습니다."

"그래서 지금이 '골든타임'입니다."

요약: 소아 상담 핵심 프레임

단계	메시지
1단계	지금 아이에게 이상이 있다는 사실 인지시키기 (입벌림, 비염, 발음 등)
2단계	이 상태를 방치할 경우의 위험 설명 (안면 성장, 수면, 인지 등)
3단계	골든타임 강조 + 조기 치료의 장점 제시
4단계	시각 자료로 설득력 보강
5단계	기존 치료와 차이 설명, 맞춤형 접근 강조

5장. 치과 미래시장 전망은?

치과 산업은 전통적인 진료 중심에서 벗어나, 디지털 기술, 예방 중심의 통합 치료, 환자 맞춤형 서비스 등으로 빠르게 진화하고 있다. 특히 Airway Dentistry, 소아 성장 교정, 원격 진료, AI 기반 진단 등의 분야가 주목받고 있다. 아래에 주요 트렌드를 정리한다.

1. 디지털 치의학의 가속화

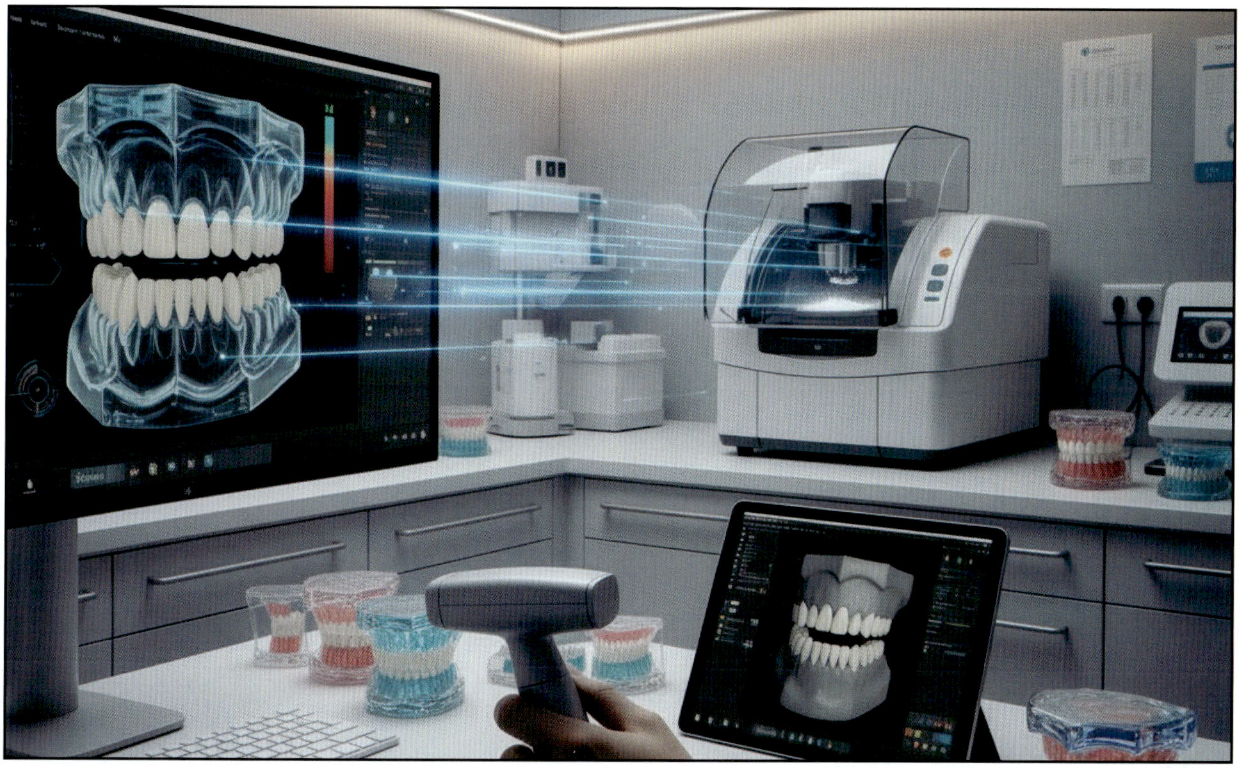

- 3D 스캐너, CBCT, CAD/CAM 등의 기술이 보편화되면서, 진단과 치료의 정밀도가 향상되고 있다.
- 디지털 워크플로우를 통해 진단부터 치료까지의 과정이 효율적으로 통합되고 있다.
- AI 기반 진단 보조 시스템이 개발되어, 초기 충치나 교정 필요성 등을 자동으로 분석하는 기술이 상용화되고 있다.

2. 원격 진료와 비대면 교정의 확산

- 코로나19 이후 원격 진료와 비대면 교정 서비스가 전 세계적으로 확산되고 있다.
- 투명교정과 같은 분야에서는 환자가 직접 스캔 데이터를 전송하고, 치과의사가 원격으로 진단 및 치료 계획을 제공하는 모델이 등장하고 있다.
- 국내에서도 이러한 서비스의 도입이 논의되고 있으며, 기존 치과 진료 시스템에 도전이 될 수 있다.

3. Airway Dentistry와 성장기 치료의 부상

- 구강호흡, 수면무호흡증, 얼굴 성장 이상 등을 조기에 진단하고 치료하는 Airway Dentistry가 주목받고 있다.
- 소아 환자의 경우, 성장기 턱뼈 조절과 기도 확장을 통해 교정 및 수면 질 개선을 동시에 추구하는 치료가 확대되고 있다.
- 이는 단순한 교정 치료를 넘어, 전신 건강과 성장 발달까지 고려하는 통합적 접근으로 발전하고 있다.

4. 환자 맞춤형 서비스와 통합 치료의 확대

- 환자들은 단순한 치료보다 전체적인 건강과 삶의 질 향상을 추구하는 경향이 강해지고 있다.
- 치과-이비인후과-소아과-수면클리닉 등과의 협업을 통해, 통합 진료 모델이 확대되고 있다.
- 맞춤형 진단 보고서, 시각 자료를 활용한 상담, 환자 교육 콘텐츠 등을 통해, 환자 중심의 서비스를 제공하는 것이 중요해지고 있다.

5. 치과 산업의 비즈니스 모델 변화

- 프랜차이즈형 치과, 전문 클리닉(예: 투명교정 전문, 소아치과 전문,Airway 치과전문) 등이 증가하고 있다.
- 온라인 마케팅, SNS 콘텐츠, 환자 후기 기반의 브랜딩이 치과의 경쟁력을 좌우하는 요소로 부상하고 있다.
- 치과 경영 컨설팅, 환자 관리 소프트웨어, 디지털 마케팅 대행 등 B2B 서비스 시장도 성장하고 있다.

결론 : 치과의 미래는 '통합적이고, 디지털화된, 환자 중심'으로

치과 산업은 단순한 치료 제공에서 벗어나, 예방 중심의 통합 진료, 디지털 기술을 활용한 효율적 진단 및 치료, 환자 맞춤형 서비스로 전환되고 있다. 이러한 변화에 발맞추어, 치과의사들은 다학제적 협업, 지속적인 교육, 디지털 역량 강화 등을 통해 경쟁력을 확보해야 할 것이다.

6장. Airway Dentistry의 전망은?

Airway Dentistry는 최근 치의학 분야에서 주목받는 새로운 패러다임으로, 치아 배열을 넘어 호흡기 건강, 수면 질, 얼굴 성장 등 전신 건강과의 연계를 강조하는 통합적 접근이다.

Airway Dentistry의 성장 전망

시장 성장률과 추세

- Airway 관리 기기 시장은 2024년 25억 5천만 달러에서 2025년 26억 1천만 달러로 성장할 것으로 예상되며, 연평균 성장률(CAGR)은 2.4%입니다. 2029년까지는 34억 8천만 달러에 이를 것으로 전망된다.
- 호흡기 관리 기기 시장은 2024년 239억 3천만 달러에서 2035년 543억 8천만 달러로 성장할 것으로 예상되며, 연평균 성장률은 7.75%이다.

이러한 성장세는 수면무호흡증, 구강호흡, 턱 성장 이상 등 호흡기 관련 문제에 대한 인식 증가와 함께, 비침습적 치료에 대한 수요 증가에 기인한다.

Airway Dentistry의 핵심 가치

1. 수면 및 호흡 장애와의 연계

- Airway Dentistry는 턱관절 장애(TMD), 이갈이(Bruxism), 위식도 역류(GERD) 등 다양한 증상과 기도 협착의 연관성을 강조합니다.이를 통해 치과의사는 단순한 증상 완화를 넘어, 근본적인 원인 해결에 초점을 맞춘 치료를 제공할 수 있다.

2. 소아 성장기 치료의 중요성

- 소아기의 구강호흡, 비염, 입벌림 수면 등은 안면 성장 이상으로 이어질 수 있다.
- Airway Dentistry는 이러한 문제를 조기에 진단하고, 턱 성장 유도, 기도 확장, 혀 위치 조절 등을 통해 비수술적 치료를 가능한다.

미래를 위한 전략적 제언

1. 다학제적 협업 강화

- 이비인후과, 수면의학과, 소아과 등과의 협업을 통해 통합적인 치료 계획을 수립한다.

2. 디지털 기술 도입

- 3D 스캐너, CBCT, AI 기반 진단 도구 등을 활용하여 정밀한 진단과 치료 계획을 수립한다.

3. 환자 교육 및 인식 제고

- 시각 자료, 설명 영상, 사례 공유 등을 통해 환자의 이해도와 치료 수용률을 높인다.

결론

Airway Dentistry는 치과 치료를 넘어, 전신 건강과 삶의 질 향상을 목표로 하는 미래 지향적 치의학 분야이다. 지속적인 연구와 기술 발전, 그리고 환자 중심의 접근을 통해 치과의 새로운 성장 동력으로 자리매김할 것으로 예상된다.

7장. Airway Dentistry 성공을 위한 제언

Airway Dentistry는 한때 유행하는 치료법이 아니라, 기존 치의학의 한계를 극복하고 의료 패러다임을 확장할 수 있는 잠재력을 지닌 분야다. 그러나 "성공할 가능성"은 단순한 기술력만이 아니라, 사회적 수용도, 제도적 기반, 임상적 증거, 환자 인식 등 여러 요소의 조합에 달려 있다. 아래는 Airway Dentistry의 성공 가능성을 높이기 위한 조건과 현실적 분석이다.

1. 왜 Airway Dentistry는 '성공 가능성'이 높은가?

1) 기존 치과 치료의 사각지대를 메운다

- 기존 치과는 충치·보철·교정 등 기능과 미용 중심이었다면, Airway Dentistry는 호흡·수면·성장·삶의 질이라는 근본적 건강 문제를 다룬다.
- 치과 치료의 '전신 건강과의 연계성'을 부각시킬 수 있는 첫 진입점이다.

2) 환자의 수요는 이미 존재한다 (다만 연결되지 못했을 뿐)

- 구강호흡, 비염, 코골이, 수면무호흡, ADHD, 만성피로...
  → 문제는 많지만 치과에서 다룬다는 인식이 없을 뿐
  → 올바른 정보 제공과 진단만 된다면 치료 수요는 충분하다.

3) 비수술적이고 조기 개입 가능한 장점

- 골격 성장기 개입 가능 → 수술 없이 성장 조절 가능
- 성인도 턱 위치·혀 위치 조정 등으로 비침습적 접근이 가능
- 기존 의료 시스템과 충돌하지 않으며 기존 교정, 보철과 통합 가능

그럼에도 불구하고 '성공이 쉽지 않은' 이유는?

1) 낯선 패러다임과 낮은 제도적 인식

- 보험 체계 미포함, 공인 진료코드 없음 → 제도적 지원 부족
- 기존 치과의사의 교육 과정에 Airway 개념 없음

2) 의학적 근거에 대한 회의적 시선

- 일부 치료 사례들이 과학적 검증 없이 상업화된 경우도 존재
- 학술적으로 "IQ 향상" 등은 근거 수준이 부족하다고 오해될 소지가 있음

3) 설명이 어려운 구조와 전문 용어의 장벽

- 일반 환자에게 턱뼈, 기도, 혀 위치 등을 시각화하지 않으면 설득력 부족
- 단순치료 대비 상담 시간, 자료, 교육 리소스가 많이 듦

결론 : 성공 가능성은 "높지만 시간이 필요"하다

요소	평가
의학적 당위성	매우 높음 – 전신 건강과 연결 가능
환자 수요	높음 – 구강호흡, 수면, 집중력 문제 등 실제 존재
수익 구조	우수 – 정기적 관리, 기기, 장치 연계 가능
제도적 기반	낮음 – 비보험, 코드 미확립
교육 및 인력	부족 – 기존 커리큘럼에 부재
대중 인식	낮음 – 적극적 교육 필요

Airway Dentistry가 성공하기 위한 조건

1. 의학적 근거 보강
   - RCT, 장기 추적 연구 등으로 치료 효과를 학술적으로 입증
2. 치과대학 및 수련과정에 정식 편입
   - Airway 해부학, 수면의학, 구강근기능요법(MFT) 등 포함
3. 표준 진단 프로토콜 개발
   - CBCT + lateral ceph + 임상문진의 체계화
4. 다학제 협업 체계 마련
   - 이비인후과·수면클리닉·소아과와 연계 진료
5. 환자 교육 콘텐츠 확대
   - QR코드, 애니메이션, 비교 영상 등으로 설명 쉬운 구조 필요

마무리 정리

Airway Dentistry는 치의학의 진화된 방향이다.
지금은 '초기 시장' 단계이며, 성공 가능성은 충분하지만,
제도적 정비, 교육 강화, 과학적 검증, 환자 인식 개선이 필요하다.

Chapter 6

부록

1장.. Airway Orthodontics

2장..................................Myofunctional Therapy

3장.. IQ 클리닉

4장.......Airway Centered Dentistry의 진화론적인 고찰

5장...산화질소와 치과의사

부록 1장. Airway Orthodontics

Dr.Bret Christensen,Orthodontist USA

출처 : Airway Health Solution

Dr.Bret Christensen은 30년 경력의 교정전문의로써 Airway Orthodontics를 하시는 분이다.
미국의 대표적인 숨길치과 학술조직인 Airway Health Solution회원들 대부분은
일반 치과의사들이고 교정전문의는 5%라고 한다.

- 출생 후 입을 벌리고 자는 아기는 airway에 문제가 있는것이다

→airway가 협소해진다. : 가급적 빠른 싯점에 조기치료가 필요하다.

- 어린이 숨길형성이 부진한 원인

1) 모유수유를 충분히 하지 못하는것
2) 이유식 후 음식을 soft diet 위주로 하는 것
3) 혀기능 부실
4) 상악골 성장부진, 코뼈 성장부진

- 교정전문의 초기 7년간은 발치교정, headgear를 많이 했으나, 이후에는 하지 않는다. : 숨길 형성에 부정적 영향을 미치기 때문.

그 이후 아이들 코골이, 입호흡, 수면이 많이 개선되었다.

- 대다수 교정전문의는 치아에 촛점을 맞춘다. 그래서 숲을 보지 않고, 나무만 보는 잘못을 한다.

숲) 숨길, 호흡, 건강, wellness
나무) 치아배열

- Tooth technician vs Doctor

자신은 교정전문의 초기 7년간은 치아에만 촛점을 맞추는 technician이었고,
airway에 촛점을 맞추게된 이후 Doctor가 되었다.

- 교정전문의를 비롯한 치과의사가 치아에만 촛점을 맞추면 전인적 차원의 Wellness는 제공할 수 없다.

→Airway Dentistry

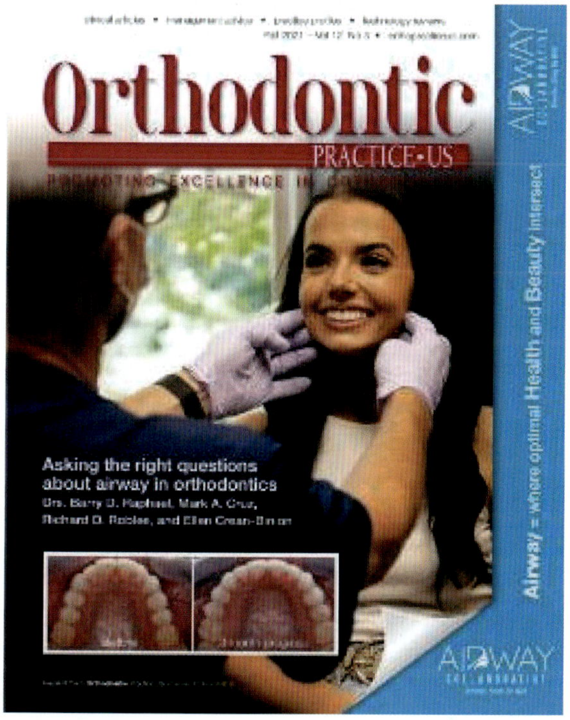

When the American Dental Association says that we must help children "develop an optimal physiologic airway and breathing pattern," we have to lessen constriction of the airway anatomy, mitigate harmful physiological challenges, and teach appropriate behaviors for optimal wellness not only when we treat malocclusion, but throughout life. This is how the cycle is broken and redirected toward health. Yes, creating a beautiful smile and a pretty yearbook picture has its value, but it can no longer be a justification for ignoring other matters. Good structure can be beautiful, but straight teeth in a deficient structure is itself a compensation and prone to relapse over time. Focusing on optimizing the airway gives the orthodontist a better foundation for a beautiful smile and optimal facial balance beyond the dental component/teeth.

- Orthodontics Practice US. Fall 2021 – Vol 12 No3-

미국 치과의사 협회(American Dental Association)에서는 치과의사들에게 다음과 같이 촉구한다. "치과의사는 아이들이 최적의 숨길(Airway)을 통해 숨을 잘 쉬도록 도와주어야 한다. 아이들의 기도 협착과 그로 인한 부작용들을 줄임으로써, 일생에 걸쳐서 건강과 편안함(Wellness)을 갖도록 해야 한다."

치아교정으로 아름다운 치아배열과 스마일을 갖는 것은 중요하지만, '숨 잘 쉬는 것'을 외면하는 것은 정당화 될 수 없다.

교정치료할때는 치아배열 하기 전에, 먼저 좁은 숨길(Airway)을 확장시켜서
숨을 잘 쉬도록 만드는 것이 중요하다.

↓

Airway Orthodontics (숨길 중심의 교정)

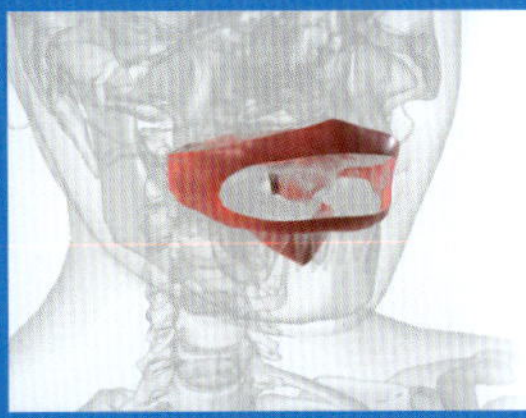

Airway Orthodontics

에어웨이 교정 = 숨길중심 교정

핵심은, 치아교정전에 호흡개선을 통하여 전신건강의 기반을 최우선적으로 만드는 것이다.

[Airway Orthodontics의 핵심]

좁은 숨길(Airway) 확장 First !

↓

산소, 산화질소 공급증가

↓

1) 비염 개선
2) 수면 개선
3) 뇌성장 촉진
 : IQ↑, 집중력, 학습능력
4) 면역력 증진
5) 키성장 개선
6) 얼굴모습 개선

↓

치아교정

※ 일반 교정과의 차이

구분	전통 교정	Airway Orthodontics (숨길중심 교정)
중점	치아 정렬	호흡 & 성장 방향 조절
치료 시기	대개 중고생	만 3세 ~ 성장기 조기개입
효과	심미 중심	건강 · 인지 ·심미 통합 효과

Airway Orthodontics 사례

- 11세 3개월 여자
- 치료

1) 상악골 확장

: 상악 Expansion plate 사용하여 7mm 확장

2) 치아 교정

: 안모개선을 위하여 상 · 하악 제1소구치 발치교정

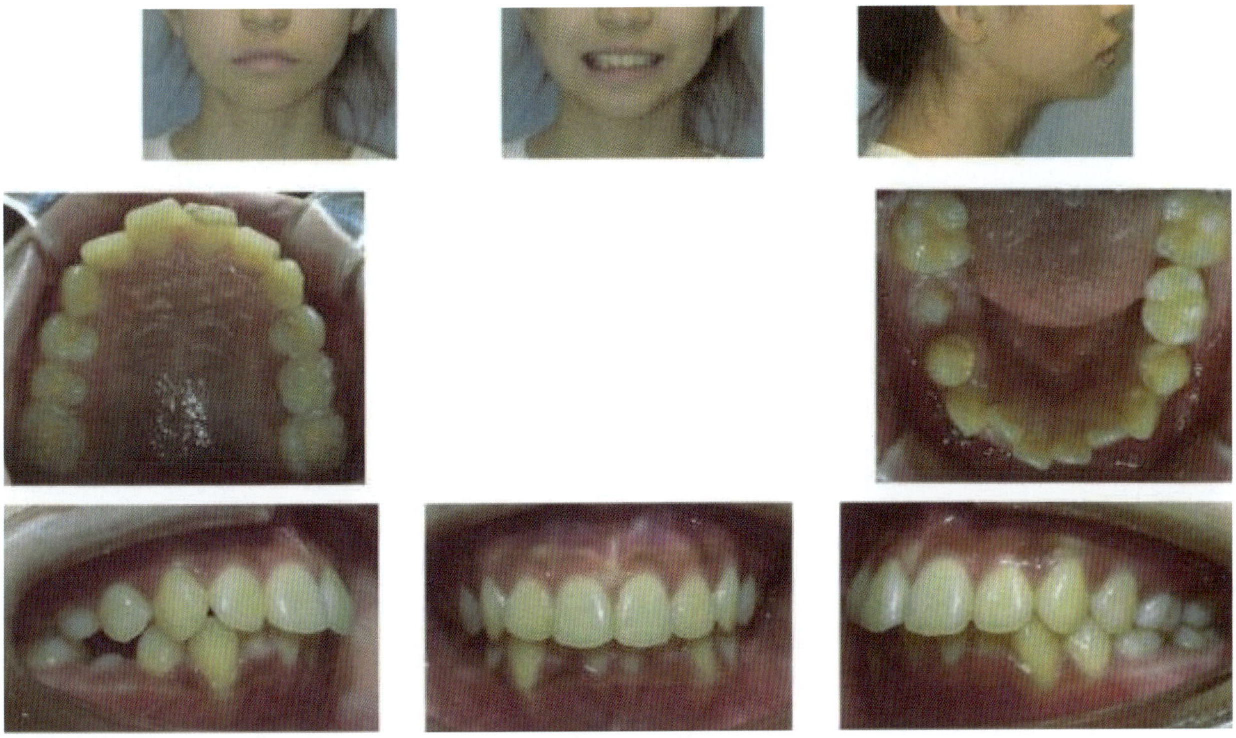

<치료 전 사진>

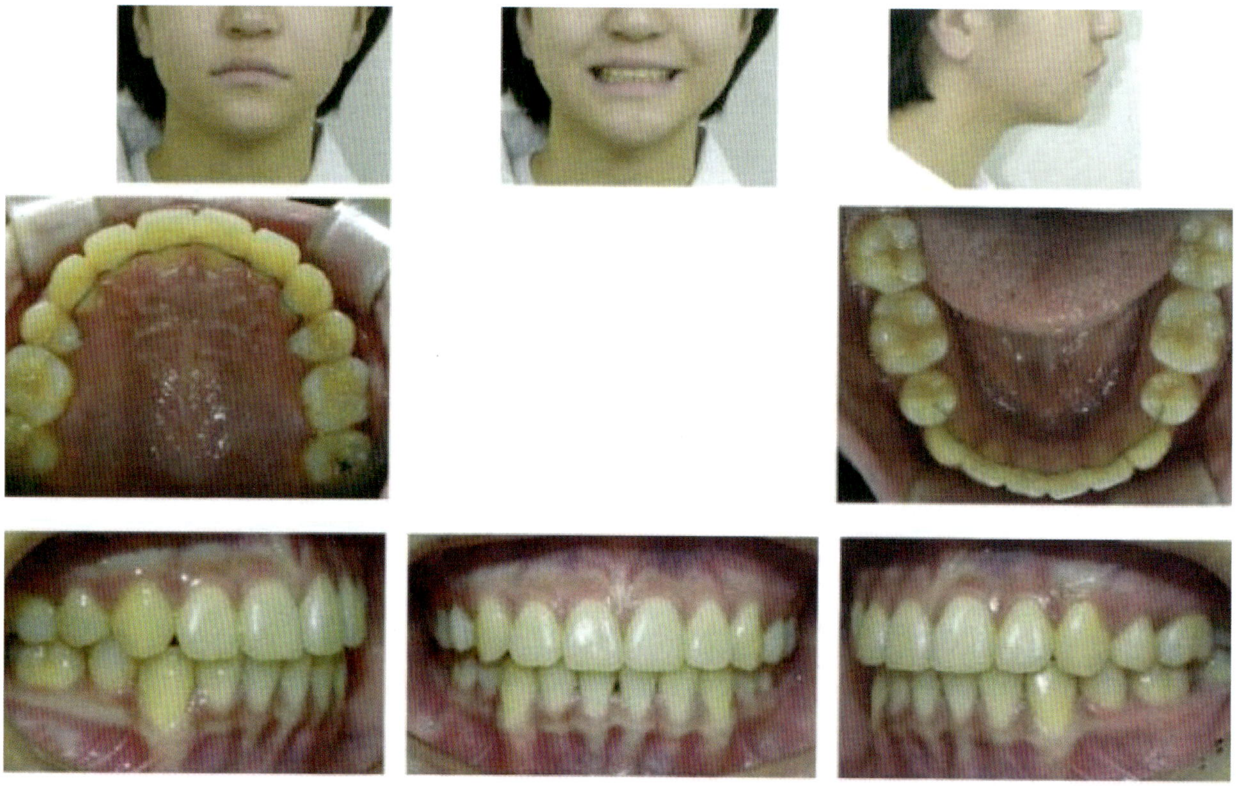

<치료 후 사진>

부록 2장. Myofuntional Therapy

1. Myofunctional Therapy의 정의 및 역사적 배경

Myofunctional Therapy(MFT)는 구강안면 근육의 기능적 불균형을 교정하여, 정상적인 호흡, 저작, 연하(삼킴), 발음, 얼굴 성장 등을 유도하는 근육 재교육 치료이다. 이 치료는 혀, 입술, 볼, 턱의 움직임을 조화롭게 조절하여 비정상적인 구강 습관(예: 구호흡, 혀 내밀기, 입 벌리고 있기 등)을 바로잡는다.

∘ 역사적 배경

- 1900년대 초반부터 미국과 유럽에서 시작되었으며, 언어치료 및 교정치료와 함께 발전해 왔다.
- 1960년대 이후, Dr. Daniel Garliner, Dr. Frankel, Dr. Benkert 등의 연구를 통해 체계화되었으며, 최근에는 Airway Orthodontics 및 수면무호흡증 치료와의 연계로 재조명되고 있다.

2. 치료 대상 및 적용 분야

Myofunctional Therapy는 다음과 같은 환자들에게 적용된다.

∘ 주요 적응증

1. 구강호흡(Mouth Breathing)
    - 비정상적인 혀 자세와 입술 비폐쇄로 인해 발생
    - 얼굴골격의 수직성장 및 상악 협소, 비염/축농증과 연관

2. 혀 내밀기(Tongue Thrust)
    - 연하 시 혀가 앞니를 밀어내며, 개방교합 및 발음 이상 유발

3. 발음장애(Speech Disorders)
    - /s/, /th/ 등의 발음이 어려운 환자에서 MFT가 발음 훈련을 보조

4. 수면무호흡증/코골이
    - 기도확장 및 혀 후방 낙하 방지 효과로 수면 질 개선

5. 교정치료 보조
    - 치아 배열의 재발 방지 및 안정적 유지 장치로 작용

6. 얼굴 비대칭 및 부정교합 예방
    - 성장기 어린이의 악안면 성장 유도

3. 치료 메커니즘과 생리학적 근거

MFT는 다음과 같은 생리학적 원리를 기반으로 한다.

∘ 근육균형의 회복

- 혀는 상악궁의 자연 확장기를 유도하며, 혀의 적절한 위치(팔라탈 도수면에 닿도록)를 유지함으로써 비강호흡과 협조
- 입술 및 구륜근은 하악의 전방 성장을 조절하고 전치부의 수직 위치 안정화

∘ 연하 및 호흡 조절

- 삼킴 시 20개 이상의 근육이 조화롭게 작용해야 하며, 잘못된 패턴은 치아 및 턱 성장에 영향을 줌
- MFT는 비강호흡 패턴을 회복시켜 산소포화도 및 면역기능 향상에 기여

∘ 신경근 재조직

- 반복적 훈련은 뇌신경 회로(neuroplasticity)를 자극하며 기능적 습관 형성
- 특히 소아기 뇌는 가소성이 크므로 조기개입 효과가 매우 큼

4. 치료과정 및 주요 프로그램

∘ 진단평가

- 혀 위치, 입술 폐쇄력, 연하 형태, 호흡 패턴 등을 평가
- 사진, 비디오 분석, EMG(근전도) 검사 등을 병행할 수 있음

∘ 표준 치료 프로그램 (약 12~24주)

1. 혀 자세 훈련
   - 혀끝이 상악 절치 유두(Palatine Spot)에 닿게 유지

2. 입술 근육 운동
   - 버튼 당기기, 입술 밀기 등의 훈련으로 폐쇄력 강화

3. 코호흡 유도
   - 비강청소, 구강폐쇄 테이핑, 풍선 불기 등을 통해 전환 유도

4. 연하 훈련
   - 혀가 앞으로 나오지 않도록 삼키는 훈련 반복

5. 턱 안정화 운동
- 턱 움직임 제어, 턱관절 기능 안정화

6. 수면 자세 및 구강습관 교정
- 버튼 당기기, 입술 밀기 등의 훈련으로 폐쇄력 강화

5. 임상 효과 및 향후 전망

∘ 임상연구 결과

- 2015년 Camacho 논문 (Sleep):
  MFT는 소아 수면무호흡증에서 RDI 62% 감소, 성인에서 50% 감소

- Harvard & Stanford 연구:
  MFT가 구강호흡을 비강호흡으로 바꿔 면역기능 향상, 성장호르몬 분비 촉진

- 교정 후 재발 방지 효과
  특히 전방 개방교합, 혀 내밀기 환자에서 안정성 높음

∘ 향후 전망
- Airway 중심 치료의 핵심 치료법으로 부상 중
- 수면의학, 치과교정, 언어치료, 이비인후과와의 다학제 협진 중요
- AI 기반 디지털 MFT 훈련 프로그램, 앱 기반 자가치료 솔루션도 발전 중

☑ 결론 :
Myofunctional Therapy는 단순한 근육운동 훈련을 넘어서, 호흡, 연하, 발달, 수면, 성장에 영향을 미치는 전신적 치료법이다. 특히 성장기 아동에게 조기에 적용할 경우, 얼굴의 조화로운 성장과 건강한 호흡 시스템을 구축할 수 있어, 치과뿐 아니라 다양한 의학 분야에서 필수적인 보조치료로 자리잡고 있다.

부록 3장. IQ 클리닉

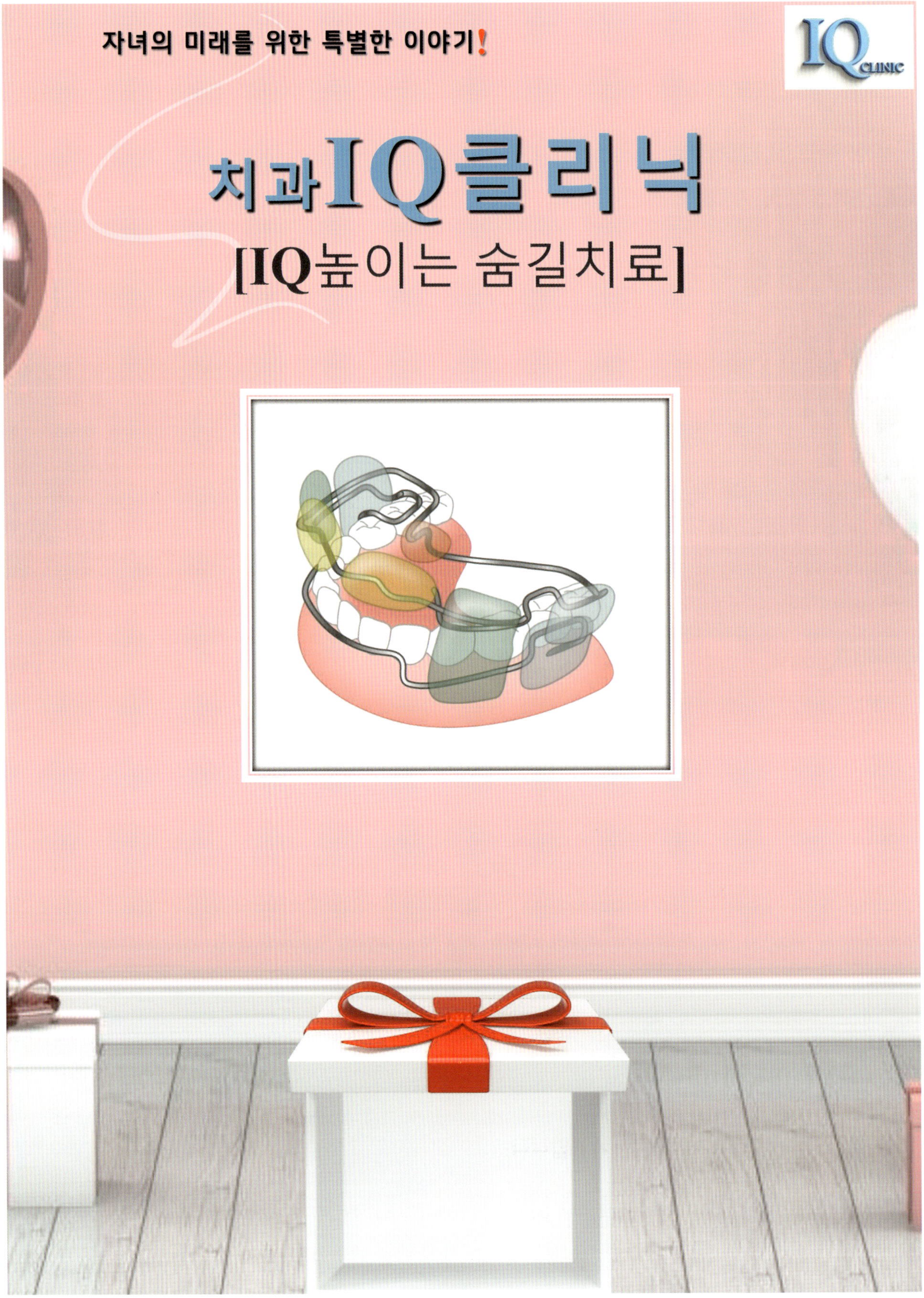

숨길치과학(Airway Dentitry)

IQ CLINIC

❖ IQ에 대한 오해와 진실?

1. 100% 선천적인가?
   아니면,
   후천적으로 향상 가능한가?

   정답) 후천적으로 향상이 가능하다.

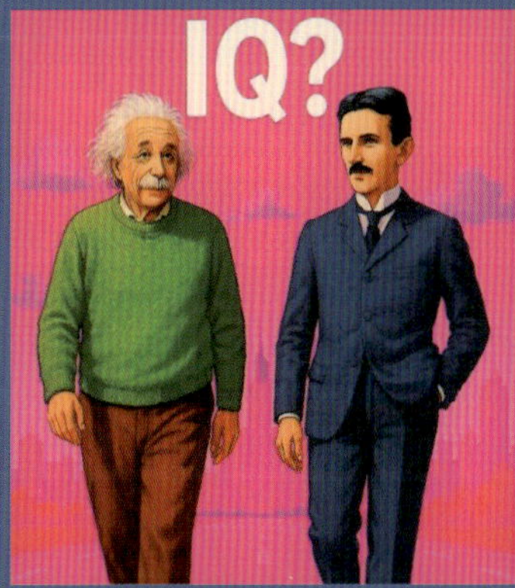

2. 후천적으로 어느 정도 향상이 가능한가?

   정답) IQ 정규분포곡선 1표준편차(SD) 만큼(15점)

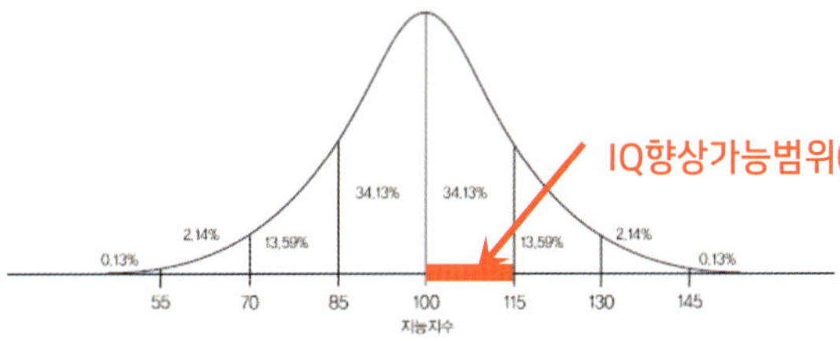

치과의 'IQ클리닉'은,

IQ 15 향상

*만 12세까지만 가능합니다.
3~7세 : Best Timing
7~12세 : Good Timing.

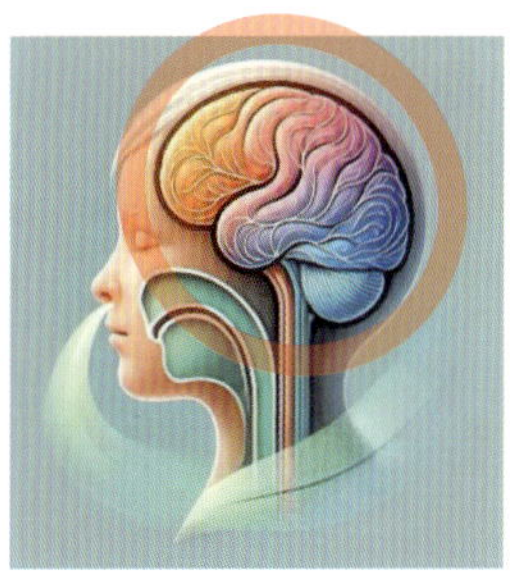

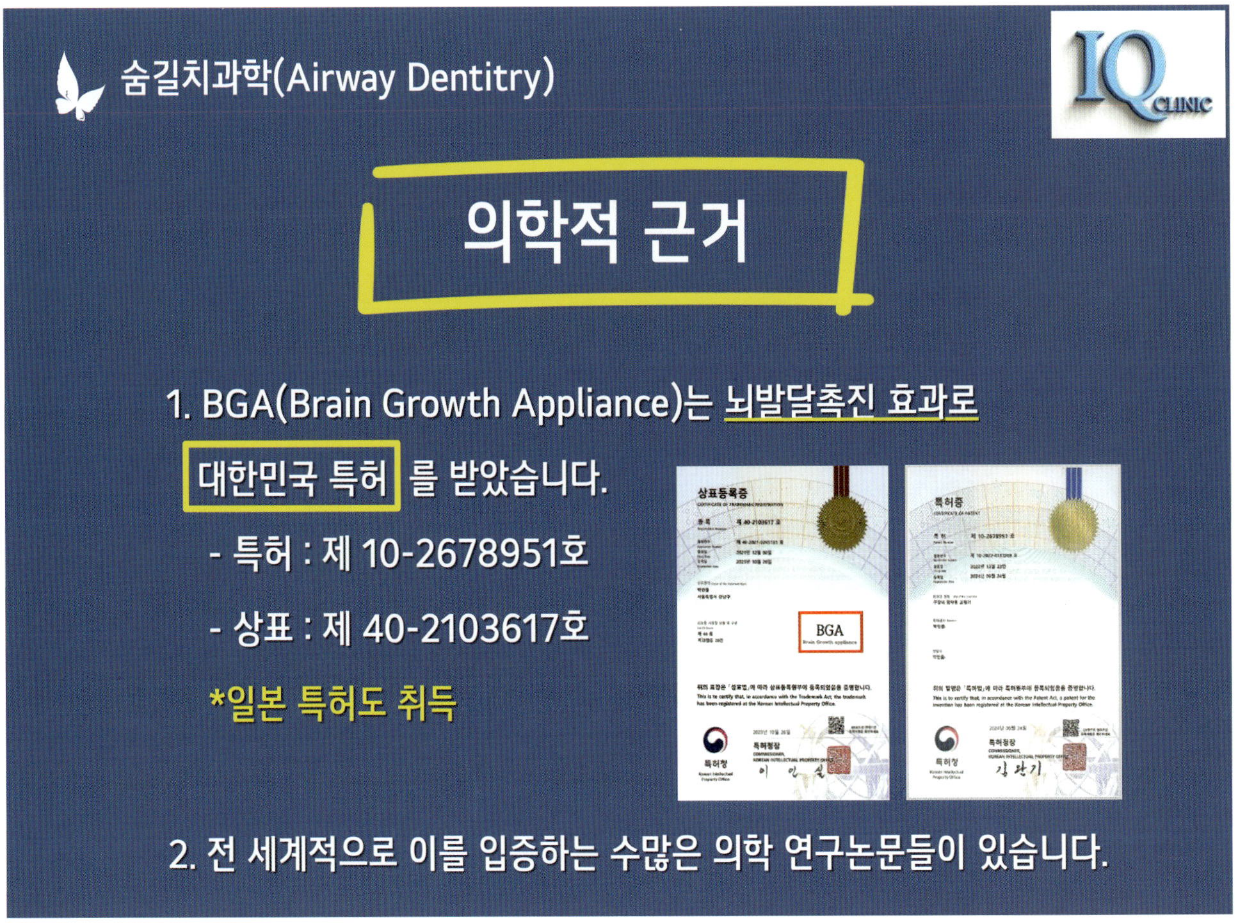

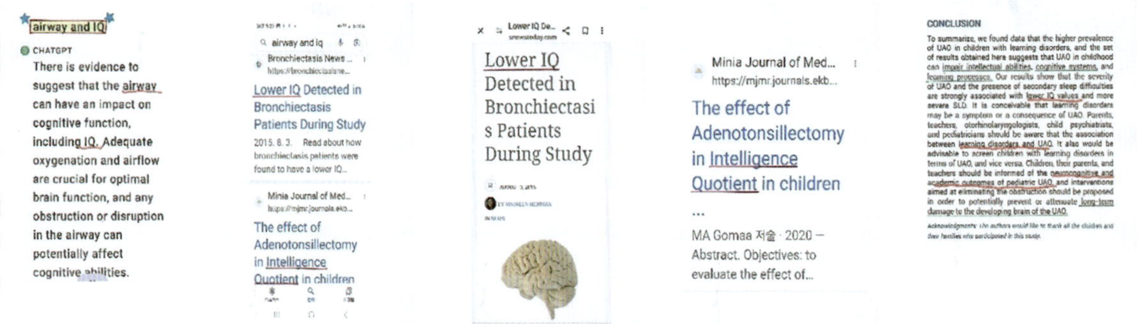

뇌발달과 산소의 관계를 이해해야 합니다.

숨길,호흡장애가 어린이의 IQ를 떨어뜨린다는 연구논문들

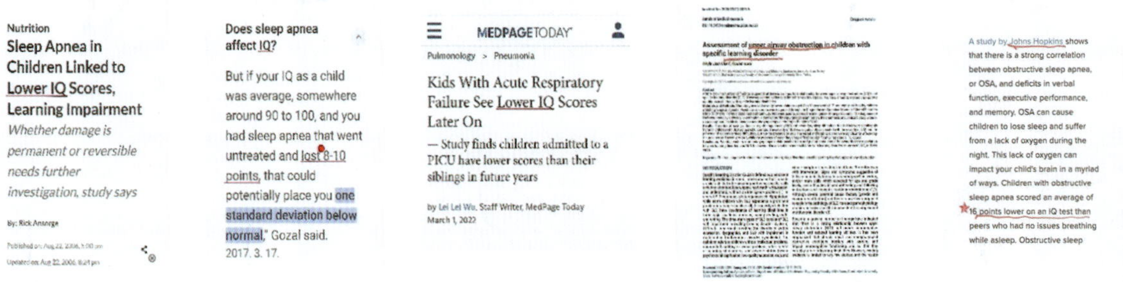

[미국 존스홉킨스 의과대학 연구논문]

ScienceDaily

Your source for the latest research news

New! Sign up for our free **email newsletter**.

SD Health Tech Enviro Society Quirky

Science News *from research organizations*

Childhood Sleep Apnea Linked To Brain Damage, Lower IQ

Date: August 27, 2006

Source: Johns Hopkins Medical Institutions

Summary: In what is believed to be the first study showing neural changes in the brains of children with serious, untreated sleep apnea, Johns Hopkins researchers conclude that children with the disorder appear to suffer damage in two brain structures tied to learning ability.

A study by Johns Hopkins shows that there is a strong correlation between obstructive sleep apnea, or OSA, and deficits in verbal function, executive performance, and memory. OSA can cause children to lose sleep and suffer from a lack of oxygen during the night. This lack of oxygen can impact your child's brain in a myriad of ways. Children with obstructive sleep apnea scored an average of 16 points lower on an IQ test than peers who had no issues breathing while asleep. Obstructive sleep

숨길이 막히면 → IQ16 저하

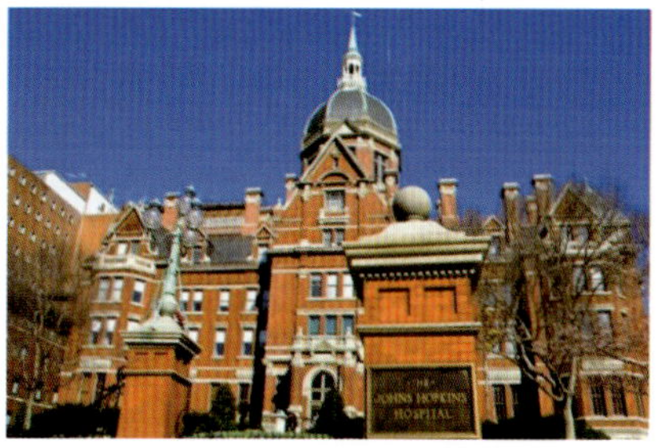

세계 최고 명문 의과대학
Johns Hopkins

[미국 존스홉킨스 의과대학 연구논문]

인지 기능 저하와 학습 장애.

연구진은 IQ 테스트와 언어 수행, 기억력 및 실행 기능을 측정하는 표준화된 테스트를 통해, 이러한 뇌 구조 변화가 인지 기능 저하와 직접적인 관련이 있음을 밝혔습니다..

- OSA를 가진 어린이의 평균 IQ 점수는 85점으로, 정상 어린이의 101점에 비해 낮았습니다..
- 실행 기능 테스트에서도 OSA 어린이는 **언어 작업 기억(8점 vs. 15점)**과 단어 유창성(9.7점 vs. 12점) 등에서 낮은 점수를 기록했습니다..

이러한 결과는 OSA가 어린이의 인지 발달과 학습 능력에 부정적인 영향을 미칠 수 있음을 시사합니다..

*OSA : 숨길 폐쇄(Airway Obstructive)

숨길 정상 : IQ 101
숨길 막힘 : IQ 85 (16↓)

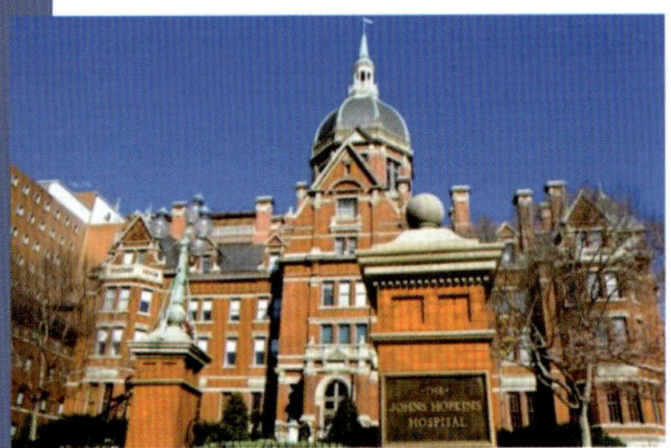

세계 최고 명문 의과대학
Johns Hopkins

[세계최고의 연구진]

Researchers from the Kennedy Krieger Institute in Baltimore and the University of Pennsylvania participated in the study. Co-authors from Johns Hopkins include Mahaveer Degaonkar, M.D., Peter Barker, M.D., Christopher Earley, M.D., Philip Smith, M.D., and Mark Mahone, M.D. Researchers from other institutions include Cristine Prahme, M.D., of the Kennedy Krieger Institute, and Carole Marcus, M.D., of the University of Pennsylvania School of Medicine.

IQ가 왜 좋아지는가?

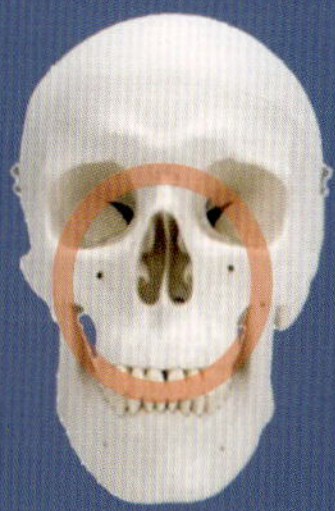

숨길
확장

산소
증가

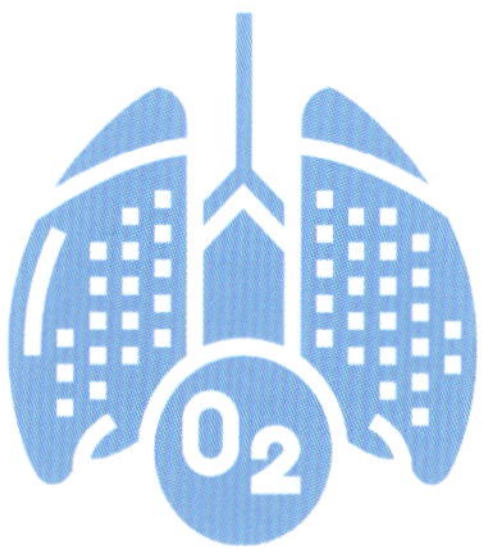

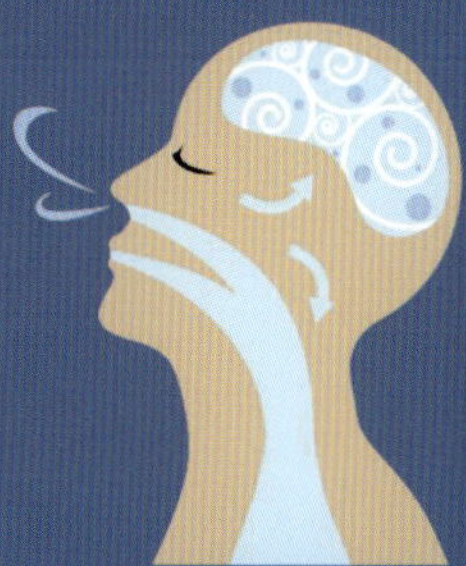

전두엽
발달촉진

IQ
향상

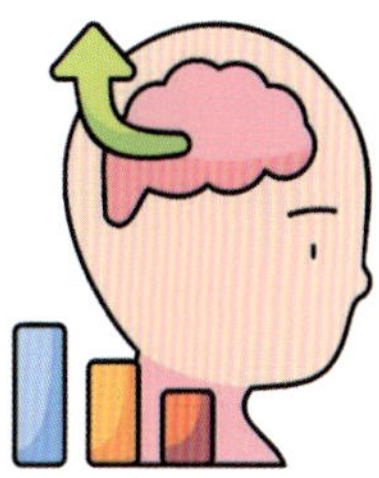

*만 12세까지만 가능합니다.
3~7세 : Best Timing
7~12세 : Good Timing.

AIRWAY REVOLUTION

기도 장애는 낮이나 밤 동안 상기도의 공기흐름에 대한 제한을 나타냅니다. 여기에는 가장 흔한 두가지 폐쇄성 장애인
폐쇄성 수면무호흡증(OSA)와 상부기도 저항 증후군(UARS)이 포함됩니다. 코를 골거나 자다가 깨면 기도장애가 있을 가능성이 높다는 것을 의미합니다. 이러한 장애는 어린이에 있어서 많은 부작용과 질병의 원인이 될 수 있습니다. 턱뼈 성장이상, ADHD, 인지장애, IQ저하, 불안, 우울증, 산만함 등

어린이 숨길 막힘

→ 1) IQ저하
2) 산만, 불안
3) 인지장애
4) 자기통제력 저하
5) 분노억제력 저하

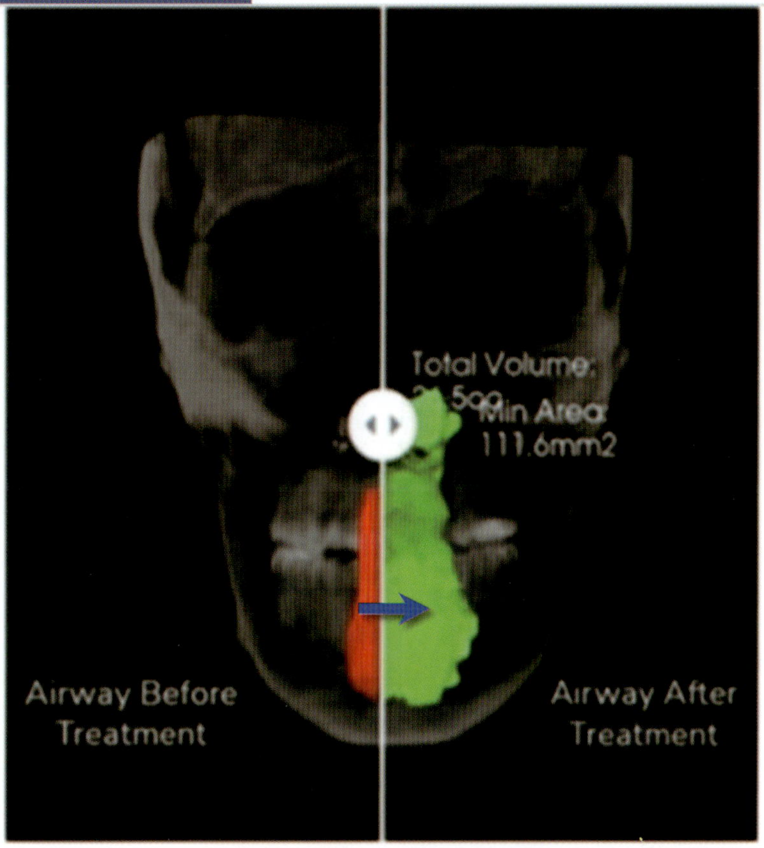

[좁은숨길] Vs. [넓은숨길]

확장된 기도, 더 나은 호흡, 더 깊은 수면

턱과 구강이 제대로 발달하지 않으면 기도가 작아져 혀가 목 뒤로 떨어지기 쉽고, 이로 인해 기도가 붕괴될 수 있습니다. *특히 밤에* 그렇습니다 .

구강을 재형성하고 확장하면 기도도 확장되어 **더 깊이 호흡하고 잠들 수 있습니다.**

➔ IQ 향상

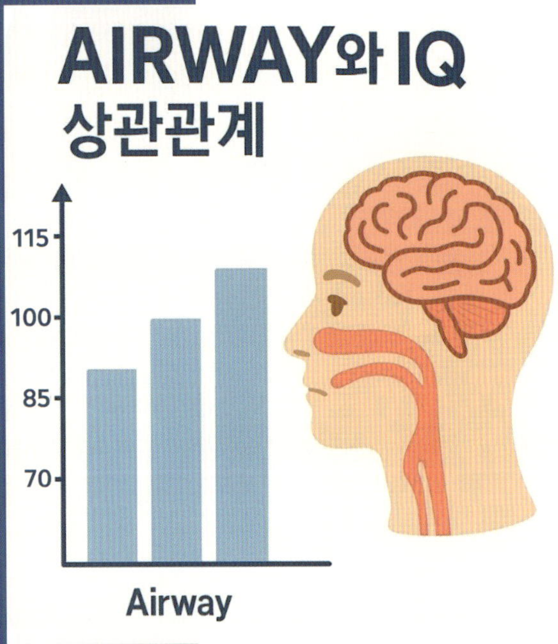

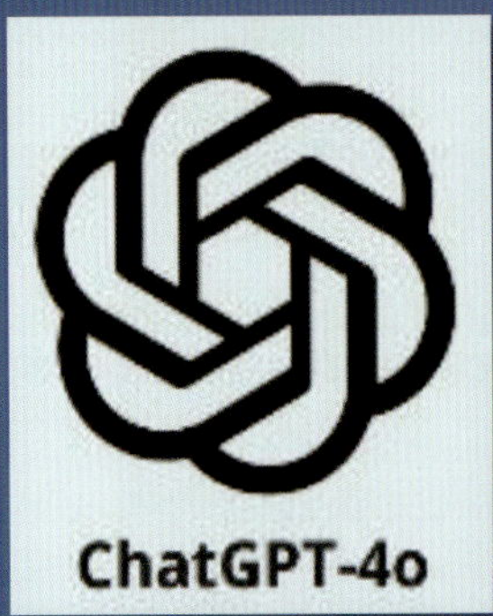

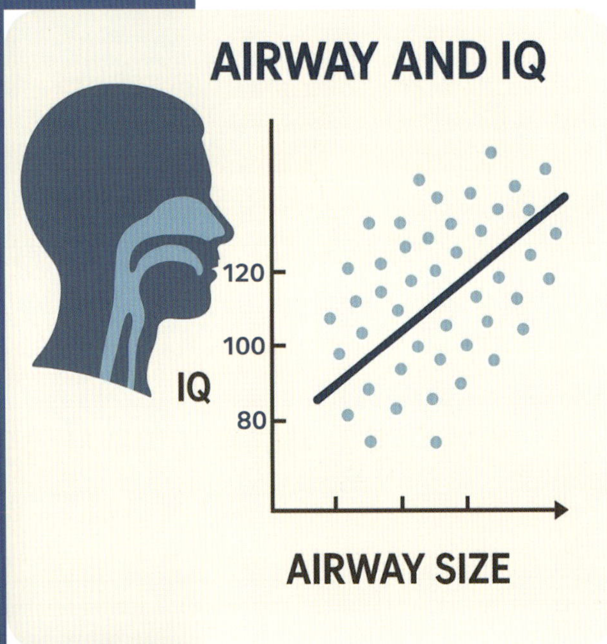

숨길이 좁으면, IQ 낮아지고
숨길이 넓으면, IQ 높아진다.

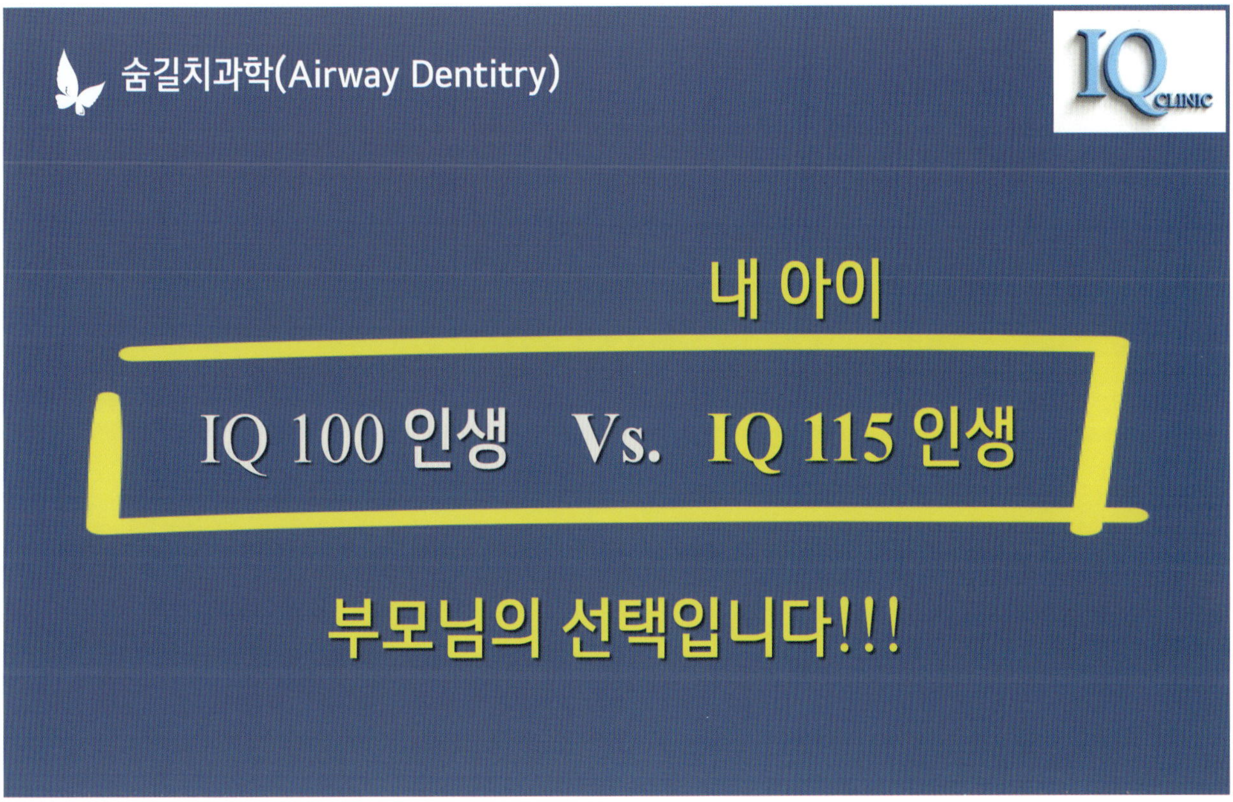

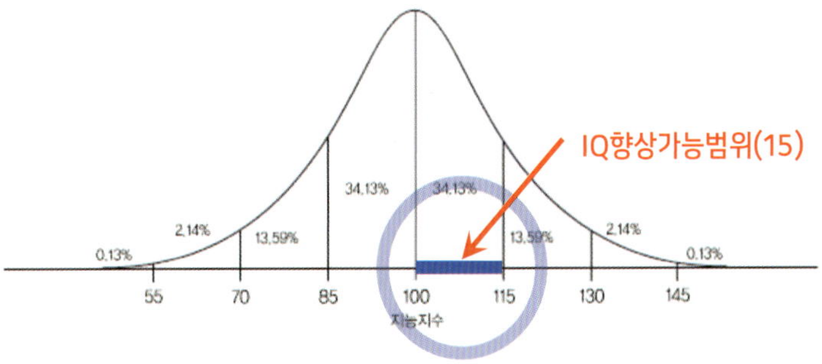

치과의 'IQ클리닉'은,

IQ 15 향상

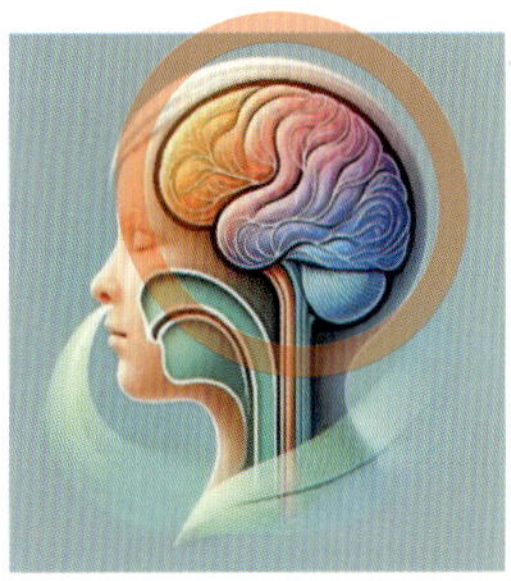

*만 12세까지만 가능합니다.

3~7세 : Best Timing

7~12세 : Good Timing.

BGA의 IQ향상 이외의 효과

(1) 비염개선

(2) 면역력 증진

(3) 키성장 촉진

(4) 얼굴 모습 개선

(5) 앞니 반대교합 개선

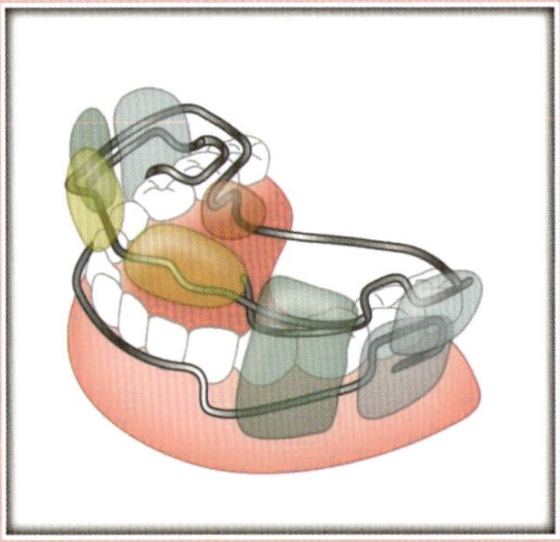

부록 4장. Airway Centered Dentistry의 진화론적인 고찰

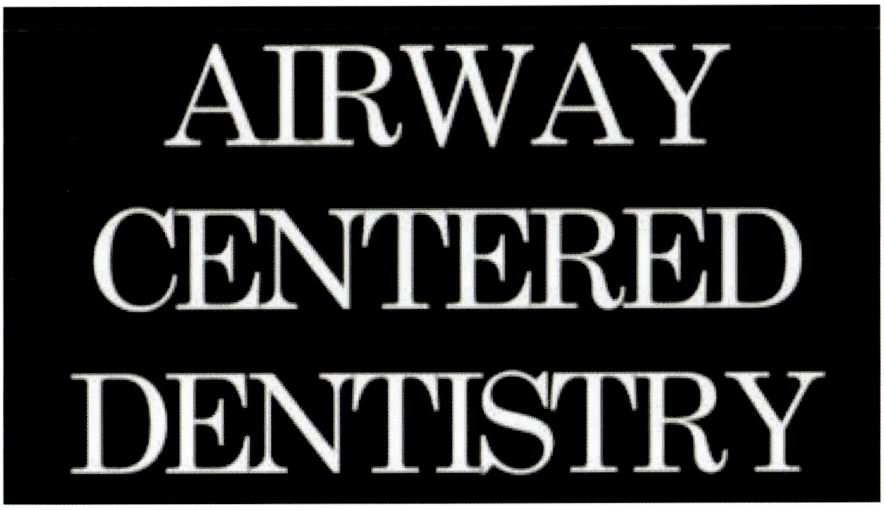

"에어웨이중심 치의학(Airway Centered Dentistry)이란 무엇일까요?

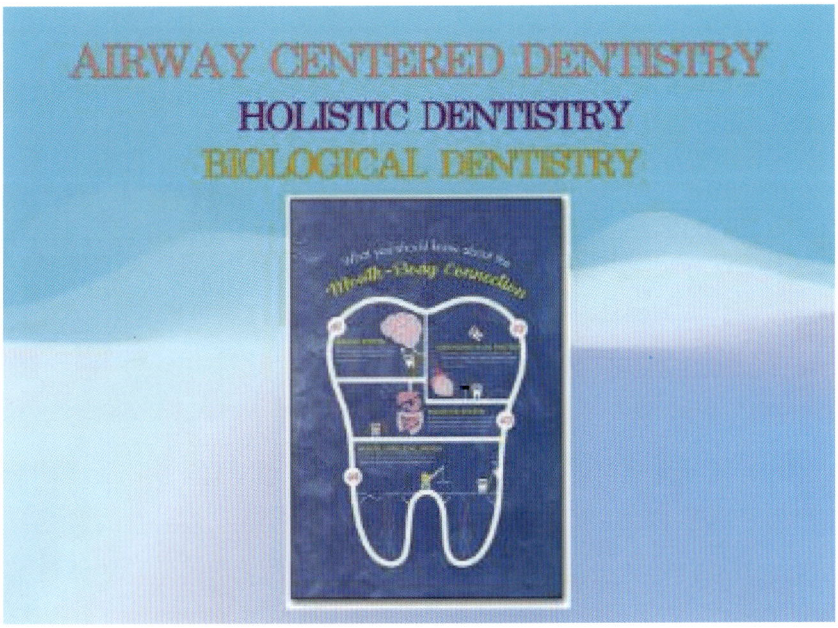

"에어웨이중심 치의학(Airway Centered Dentistry의 큰 줄기는Holististic Dentistry, Biological Dentistry, Integrative Dentistry입니다. 단순한 치아의 건강증진을 넘어서 건강한 구강을 추구한다는 개념에서의 출발입니다. (A healthy mouth is more than healthy teeth). 홀리스틱 구강의학, 또는 생물학적 구강의학 또는 통합 구강의학으로 알려진 이 분야는 구강과 신체의 다른 부위와의 연관성을 인식하며 상호간에 미치는 영향을 고려하여 구강과 전체적인 신체의 건강증진과 웰빙을 추구합니다. 특히 전신 건강에 영향을 미칠 수 있는 좁아진 구강구조(structurally impaired mouth)의 변화를 통해 전신 건강을 업그레이드 시키자는 것입니다.

숨길(에어 웨이)과 전신 건강과의 깊은 연관성은 아무리 강조되어도 지나치지 않습니다.

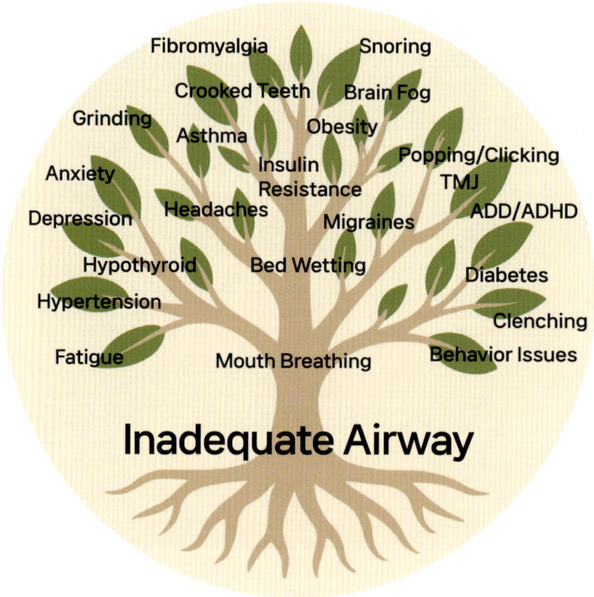

인류의 진화는 올바른 방향으로 진행되고 있는가?

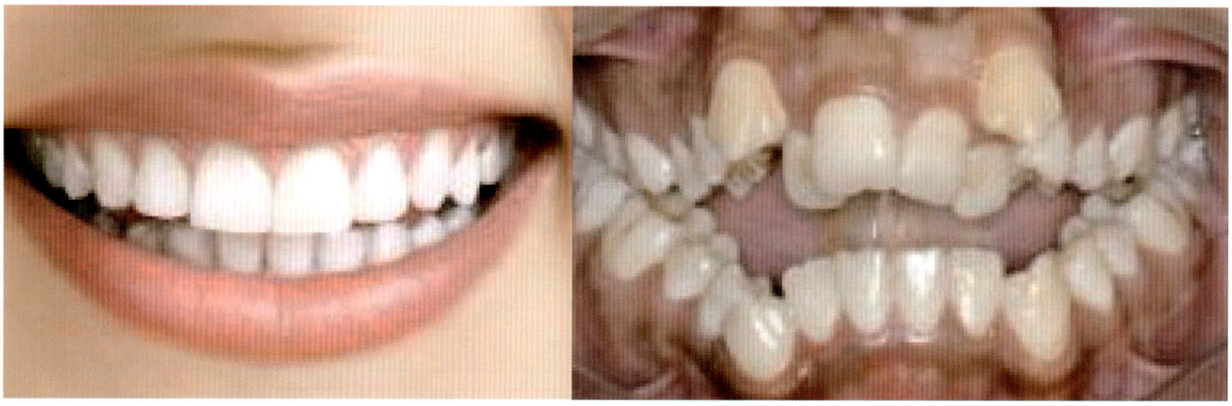

현재 지구에 생존하는 많은 포유류 중에 유일하게 인간만이 과거의 조상들과는 다르게 좁은 기도와 비뚤어진 치아, 촘촘한 치아배열, 부정교합을 가지고 있습니다. 그리고 지치(사랑니)를 위한 충분한 여유 있는 공간이 있는 사람도 거의 없습니다. 특히 코호흡이 아닌 입호흡과 코골이, 수면 무호흡증은 현대인에게 흔히 볼수 있는 현상입니다.

인류는 생존에 유리한 형질을 가진 개체가 번성하는 자연 선택 (Natural Selection), 유전자 변이, 환경 변화과정을 거치며 진화(evolution)해 왔습니다. 그러나 진화는 꼭 진보(progress), 개선(improvement) 을 의미하지는 않습니다. 진화는 변화(Change)의 과정입니다. 그리고 진화 과정에서는 승자와 패자가 있습니다. 우리는 이 진화과정에서 생리학적 변화에 빠르게 적응해야 합니다. 잘못된 방향으로 가는 경우(dysevolution), 부작용을 감수해야 하며 결국 사라지는 운명에 처 할수도 있습니다. 결국 인간의 몸은 적자생존(Survival of the Fittest)의 원칙을 따르는 대신, 건강에 해로운 특징들을 채택해서 후손들에게 물려줄 수 있다는 것입니다.

인간의 가장 큰 특징중의 하나인 두 발로 걷는 직립보행은 약 600만년~ 350만년 전으로 추정되며, 이는 인류 진화의 분수령으로 여겨집니다. 직립보행의 진화는 서식지 변화, 도구 사용, 뇌 발달 등 다양한 요인과 연관되어 집니다. 불의 사용은 약 100만년전 이전으로 추정되며, 불을 이용한 요리가 소화 시간을 단축시켜 뇌 발달에 필요한 에너지를 확보하는 데 도움을 주었을 것이라고 주장합니다. 불의 사용으로 인한, 부드러운 식단의 영향은 사랑니 역할의 축소에 따른 불사용 위축(Disuse Atrophy)으로 나타나고 있습니다.

그리고 16만 년 전 아프리카 초원을 걷던 사람과 오늘날 도시에 사는 사람은 뇌의 모양에서 차이가 없는 것으로 밝혀졌다. 그 사이 (250년-300년전부터)에 식생활이 바뀌면서 얼굴은 바뀌었지만 두개골 안에 있는 뇌는 거의 변하지 않았다는 것입니다.

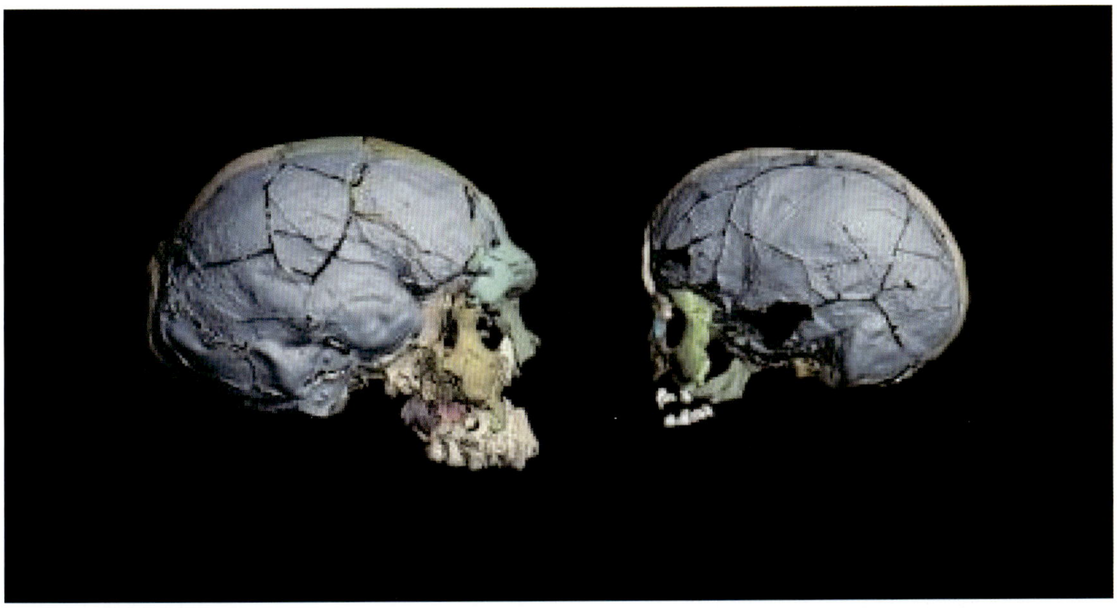

6만년 전 호모사피엔스의 두개골. 파란색은 디지털로 복원한 부분이다. 왼쪽은 성인, 오른쪽은 6~7세 어린이의 두개골이다. /스위스 취리히대

신석기 시대부터 중세 시대까지 우리의 조상들은 잘 정렬된 치아와 치궁 (Dental Arch)을 가지고 있었습니다. 반면 오늘날보다 더 많이 치아가 마모되어 있었습니다.

단단하고 섬유질이 많은 씹기 힘든 식단과 치아의 직업적 사용(기원전 10,000년대에는 가죽이 중요했으며, 치아로 가죽을 가공해야 했습니다.) 때문이었을 것입니다.

특히 어금니는 40-50세가 되었을 때까지 마모되었습니다. 또한 턱의 성장도 현대인들과는 달랐습니다. 우리의 조상들의 위턱은 훨씬 더 넓게 성장했고, 아래턱은 오늘날보다 전방으로 더 성장하였고, 하방으로는 덜 자랐습니다.
(More Forward, Less Downward).

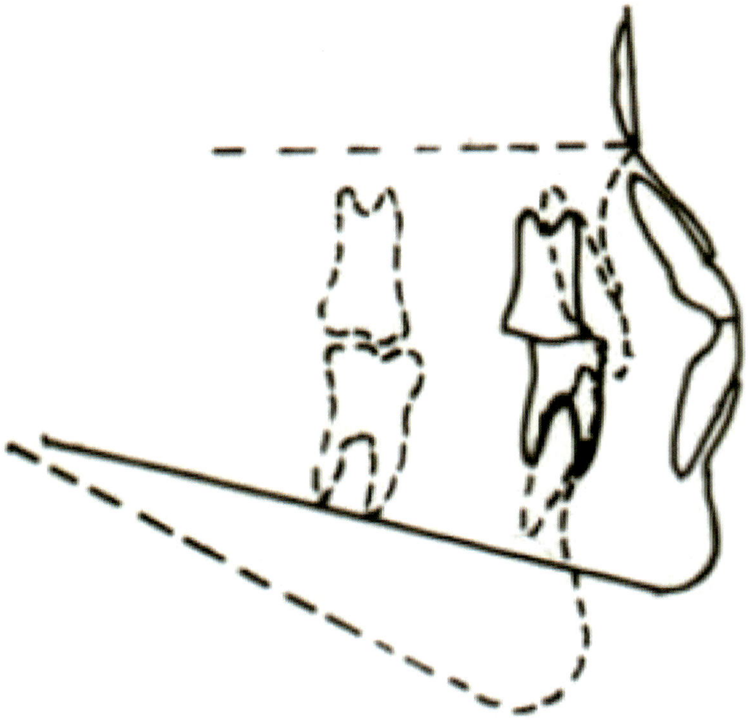

Dr. Michael Mew

실선은 우리의 조상들을 나타내며, 점선은 오늘날 현대의 우리를 나타냅니다. 하방으로 성장하고 전방으로 성장하지 않습니다. 이러한 성장 패턴은 치아가 과도하게 밀집되어 잘 정렬되지 않으며, 사랑니가 나올 공간을 부족하게 만듭니다

하방으로의 턱 발달은 혀에 해로운 영향을 미칩니다. 혀는 근육입니다. 먹고, 말하고, 키스할 때 등 끊임없이 혀를 사용합니다. 혀는 넓고 큰 공간에서 살아야 합니다. 턱이 하방으로 성장하면서 전방으로 성장하지 못하기 때문에, 혀가 활동할 공간이 부족해집니다.

이러한 현상은 호흡에 부정적인 영향을 미칩니다.
턱이 제대로 성장하지 못하고 혀가 활동할 공간이 부족해 지면서 기도가 좁아지고, 생명유지 활동(life-sustaining act)에 필수적으로 필요한 호흡도 비정상적인 형태를 띠게 됩니다.

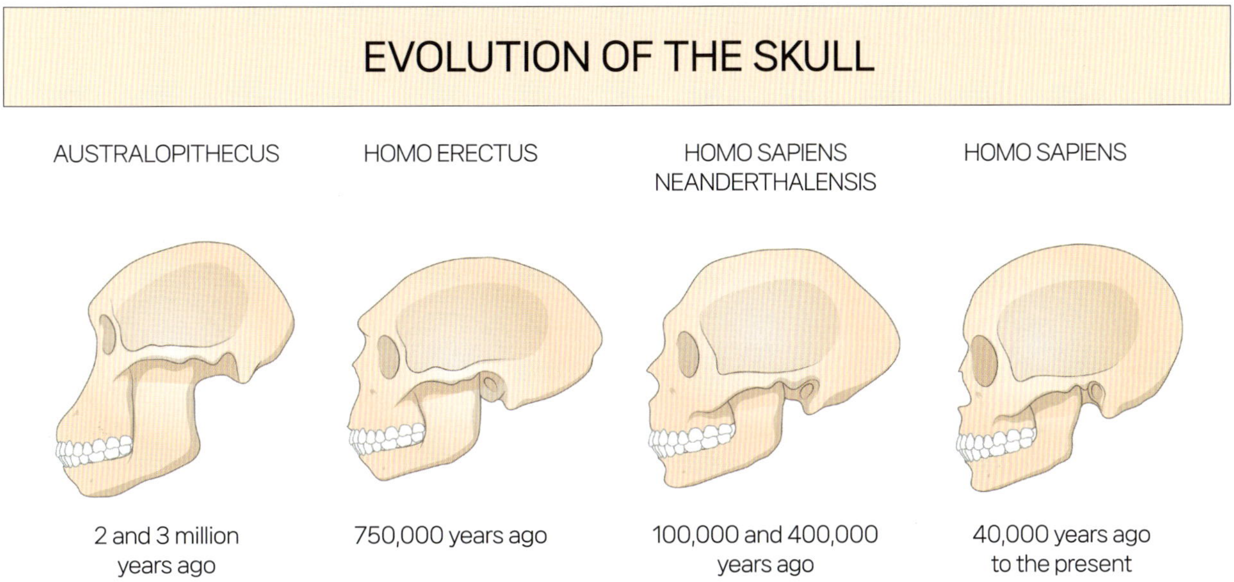

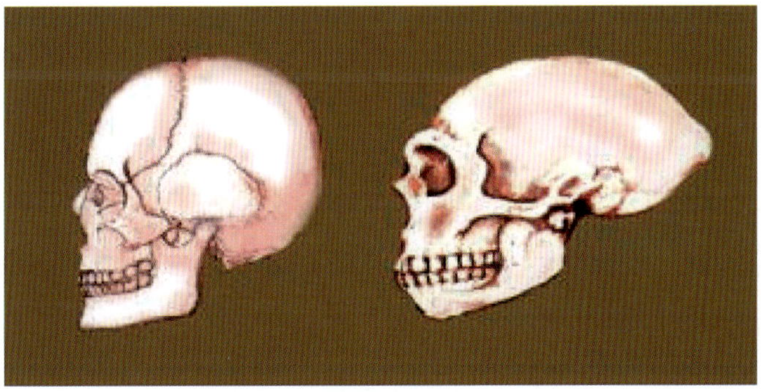

고대인들의 전방성장 악골 Forward Facing Jaw

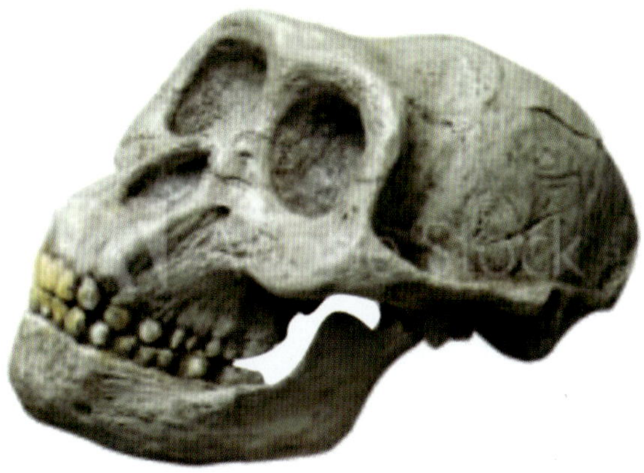

호모사피엔스(30만년전)에서 부터 수백 년 전까지의 조상들은 툭 트인 상악동 공간(Expansive Sinus Cavities) , 넓은 구강구조(Broad Mouth), 바른 치아(Straight Teerth)로 특정 지어지며, 넓은 기도(wider airway)를 가지고 있었습니다.

악골의 전방성장으로 인한 넓은 구강은 코골이, 수면무호흡증, 상악동염, 만성호흡기 질환으로 부터 자유로웠으며 호흡을 방해할 어떠한 요소도 찾을 수 없을 만큼 넓은 구강구조를 가지고 있었습니다.

고대 두개골(Ancient skull) 과 근대 두개골(Modern skulls)의 비교

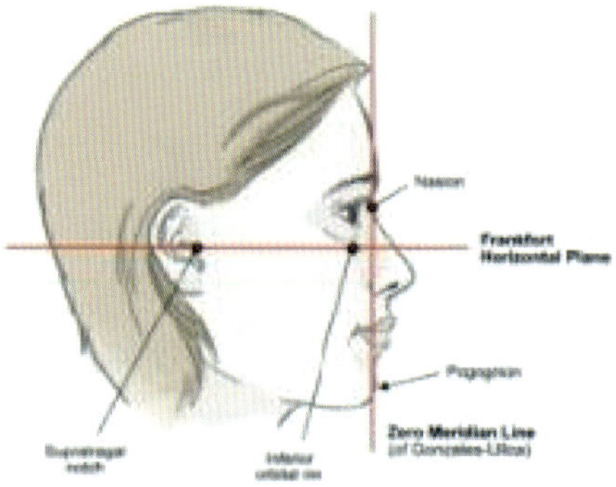

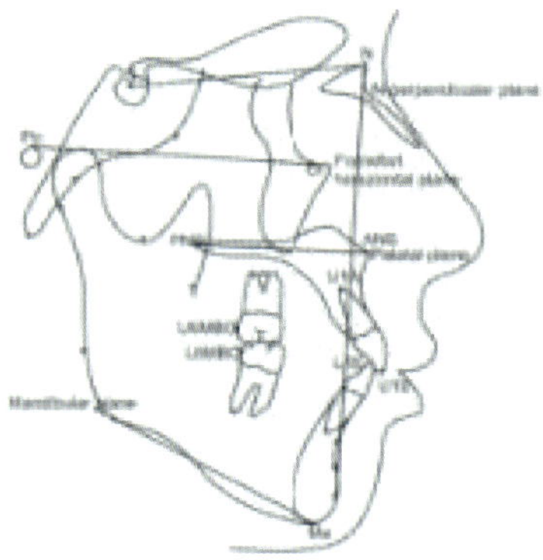
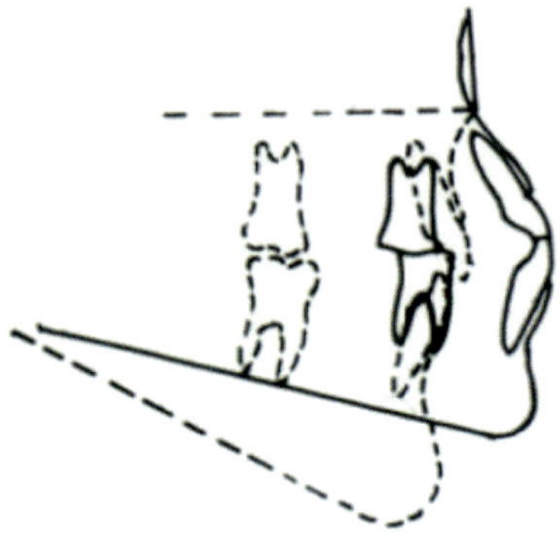

반대되는 성장 패턴
역전된 FH 평면과 N 수직선
턱 끝이 앞이마 뒤에 위치
내려앉는 아래턱
위축된 상악동
모든 근대 두개골은 삐뚤어진 치아를 어느정도 가지고 있다.

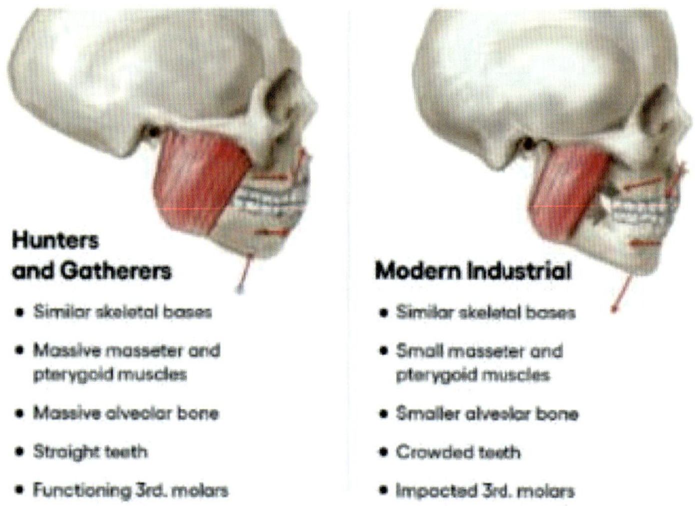

산업화 이전 두개골(PreindustrialSkull) 과
산업화 이후 두개골 (ModernSkull) 의 비교

산업화 이전의 인간의 혀는 넓은 구강구조내에서 위치하고 있지만, 현대인의 혀는 매우 좁아진 구강내에 갇혀 있음을 보게 됩니다. "Six Foot Tiger, Three Foot Cage' (180cm 호랑이가, 90cm 쇠창살 우리에 갇혀있다) 라고 표현하기도 하고, '대저택에 살던 혀가 공중 전화박스안에 처박혀 있다' 라고 표현하기도 합니다. 이러한 맥락에서 특히 성장기 시기에서 발달이 부족한 턱을 확장 시키고 적절하게 성장되도록 유도시킬수 있다면 어린이의 기도(airway)의 지름과 부피 (diameter, volume)는 상당히 증가될 수 있다는 것입니다. 그리고 이상적인 에어웨이 확장을 위한 치료는 6세에서 8세 사이가 가장 이상적이라는것입니다,
(Dr. Marianna Evans)

두개 안면 성장(머리 뼈, 얼굴 뼈 성장은 거의50%는 태어날 때 성장되어 있으며 90% 가12세 이전에 이루어 집니다. 12세 이후에는 두개 안면 성장의 일부만 남아 있습니다. 치료를 더 일찍 시작할수록 아동의 성장 기간 후반에 치료를 수행하는 것보다 두개 안면 성장과 발달에 더 긍정적인 영향을 미칠 수 있습니다. 그러나 불행하게도, 여전히 전 세계 대부분의 아동들이 교정및 정형(뼈, 관절, 근육)치료를 시작하는 평균연령은 12세입니다. 12세는 에어웨이 치료에서는 늦은 나이입니다. 조기 교정치료 개입은 6세임에도 불구하고 예측가능 하고 일관된 치료결과를 얻을 수 있을 것입니다.

조기 교정치료개입은 하악과 상악을 순차적으로 발달시켜 비수술적으로 후방 기도의3차원적 공간(dimension)을 증가시킬 수 있습니다. 그리고 뚜렷한 다른 이점들이 있습니다 : 에어웨이(기도) 부피증가, 수술적 치료회피, 전체 치료 시간 단축, 전체 치료 비용 절감, 그리고 치아에 대한 뼈 지지 강화는 나중에 잇몸 퇴축의 가능성을 줄여줄 것입니다

- 왜 우리는 스스로 아프게 진화 하는가?

부정교합, 과도한 수평피개(overjet)와 수직피개(overbite), 좁은 턱, 그리고 비강 기도 협착이 현대인의 큰 특징입니다. 두개골 유적을 조사해보면, 불과 300년 전에는 인간이 일반적으로 곧고 완벽하게 정렬된 치아, 넓은 턱, 평평한 입천장, 그리고 편안하게 호흡을 할 수 있는 큰 비강을 가지고 있었습니다. 그러나 우리의 얼굴은 변형되기 시작하여 두개골은 높은 좁은 입천장, 짧은 하악, 그리고 종종 치아를 잘 배열될 수 없는 부족한 공간으로 특징지어집니다.

아이들이 유치가 빠질 때, 일반적으로 영구치가 들어갈 공간이 부족하여 치아가 밀집되고 비 정렬되는 결과를 초래합니다. 가장 나쁜 점은 이러한 해부학적 구조가 입호흡을 유도하여, 이는 다시 잠재적인 수면 문제와 행동 문제, 불안, 우울증, 인지 문제 등 다양한 문제로 이어질 수 있다는 것입니다.

왜 이러한 다양한 유전적 변화들이 발생되었던 걸까요?

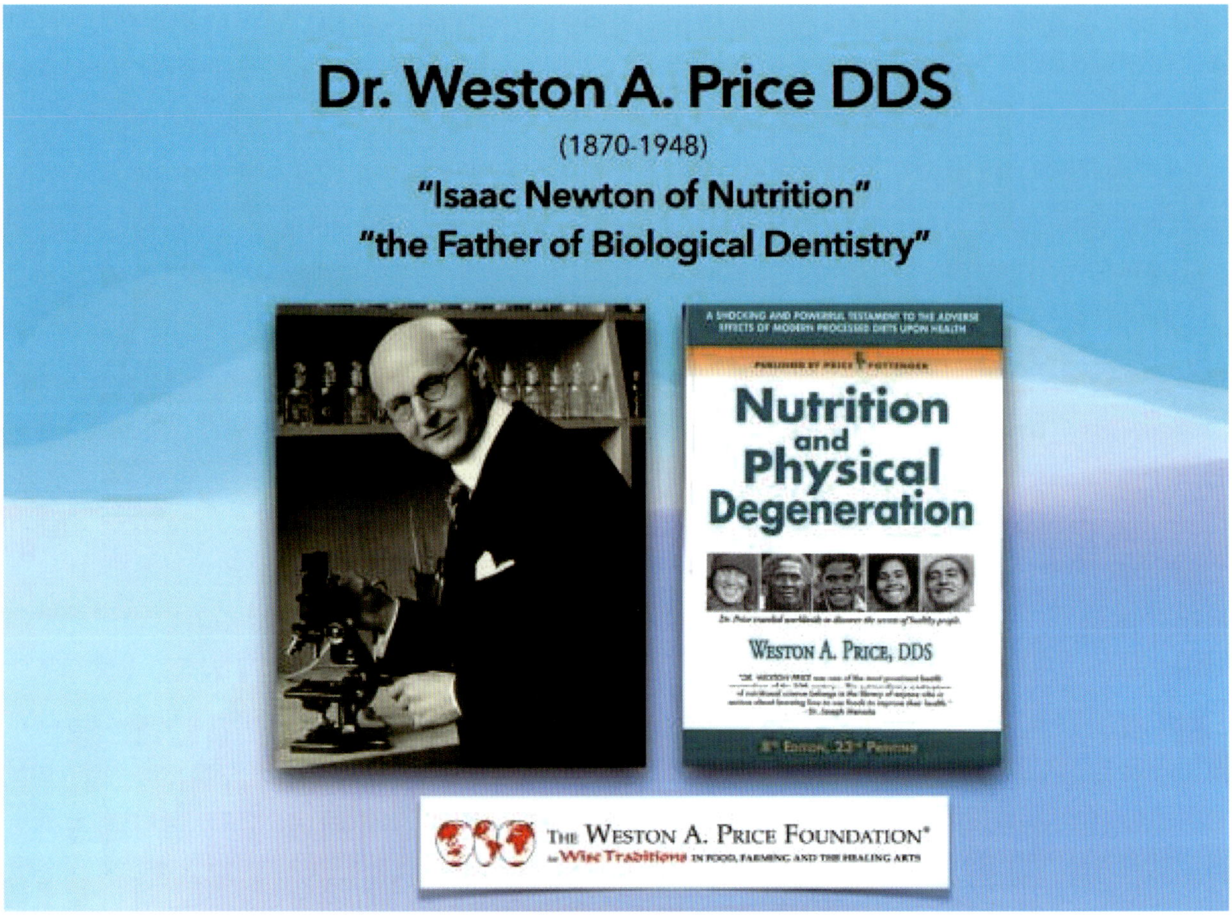

1930년대 초, 클리블랜드의 한 치과의사였던 생물학적 치의학의 아버지, 영양학의 뉴턴으로 불리우는 웨스턴 프라이스(Weston A. Price) 박사는 독특한 연구를 하고 '영양과 신체의 퇴화(Nutrition and Physical Degeneration)'라는 저서를 출판합니다.

그는 당시 10년 이상 서구 문명에 영향을 받지 않은 북미와 남미의 원주민, 남태평양 섬 주민, 아프리카 부족, 호주 원주민, 뉴질랜드 마오리족 등, 지구상에서 가장 오래된 14개 원시 사회의 주민들의 영양상태를 조사하고 전통적인 식습관과 현대 식습관의 차이가 건강에 미치는 독특한 연구를 하였습니다. 그 당시 의료계는 치아를 신체의 중요한 부분으로 생각하지 않고 간과하는 경향이 있었지만, 치과의사였던 그는 다행히 치아와 턱의 발달도 살펴보았습니다.

그 당시 문명화된 사회에서는 암, 심장마비, 당뇨병 및 기타 현대 질병의 발생률이 훨씬 더 높아지고, 치아 우식증과 치주 질환이 급증하고 있었지만, 원주민들은 공통적으로 심장병, 당뇨병, 암 등의 발병률이 낮고, 좋은 치아와 잘 발달된 턱을 가지고 있고 치아 우식증이나 잇몸 질환이 거의 없다는 대조적인 사실을 발견했습니다. 프라이스 박사가 연구한 사회가 공통적으로 가지고 있었던 것은 포화 지방, 미네랄이 풍부한 식단과 발효식품 이였으며 가공된 설탕도 없었습니다.

즉 여러 원주민 문화의 전통적인 식단이 현대의 가공식품 중심의 식단보다 건강에 더 유익하다고 결론을 내렸습니다. 그리고 구강 건강과 전신 건강이 밀접하고 복잡하게 연결되어 있다고 믿었습니다.

1800년대 산업화된 식품들 보다 원주민의 식단은 1.5배-50배 비타민, 미네랄성분이 풍부했으며, 이러한 영양분 결핍, 섬유질, 미네랄, 아미노산, 특히 비타민 C,D의 부족이 구강위축, 호흡붕괴를 초래한다고 추정하였습니다.
12,000년경 농경문화의 시작이후, 특히 300년전 자연산 먹거리의 급속한 산업화 이후 충치, 치주질환증가, 구강위축, 호흡붕괴가 발생한 사실은 분명하지만 이러한 문제점들은 프라이스 박사가 언급한 특정 영양분 결핍 하나 때문이 아니라, 모든 것들의 결핍에서 초래되었다는 사실입니다. 매우 다차원 적인 복합적인 문제라는 것입니다.

- The Chew, Suck and Airway Connection

250년-300년전부터 우리의 얼굴이 변하기 시작한 것은 이유식과 수유패턴의 변화도 중요한 변수의 하나로 추정됩니다. 고형음식에서 부드러운 가공식품으로, 모유 수유에서 고무 젖꼭지 우유병 수유로의 광범위한 변화는 특히 어린아이의 씹는 기회를 박탈하였고, 입모양도 변화되었습니다.

고형음식에서 부드러운 음식으로 식단이 변화 되면서, 얼굴은 좁아지고, 치아는 비뚤어지고, 턱이 틀어지며, 호흡문제가 발생됩니다. 이로 인하여 현대인들의 부정교합의 비율은 약 90%에 이릅니다.

생물 인류학자인 로버트 쿠루치니(Robert Corruccini)박사가 이탈리아 남부 에트루리아 유적에서 발굴한 로마이전시대의 어린이(1-6세) 두개골에서 완벽하게 곧은 치아와 넓은 턱을 발견했습니다.

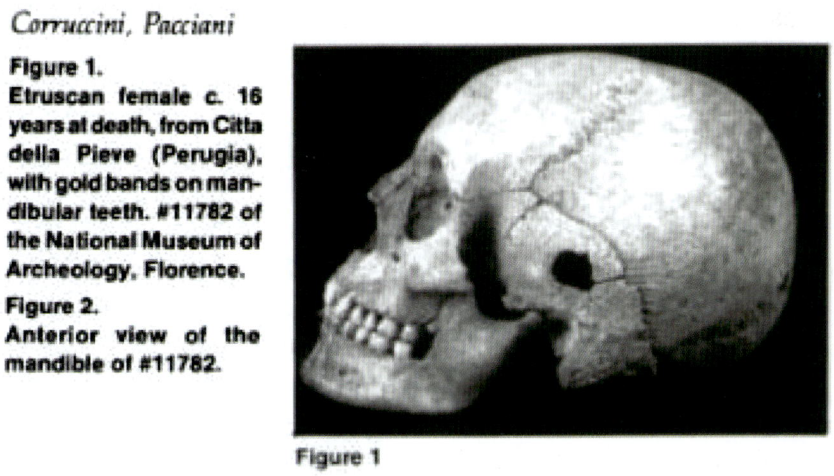

에트루리아 아이들은 모유수유를 끊고 나면 씹어야 했습니다. 아기들은 놀라울 정도로 강력한 씹는 능력을 가지고 있습니다.

무엇을 먹느냐도 중요하지만, 어떻게 먹느냐도 중요합니다.
고대인들은 많이 씹었지만, 현대인들은 씹지 않습니다.
고대인들은 많이 씹었기 때문에 입, 치아, 목, 얼굴이 넓고 강하게 발달했습니다.

우리가 더 많이 씹을수록 줄기세포가 더 많이 방출되고, 특히 치주 인대와 입천장에서 줄기세포를 자극할 수 있으며, 이들은 조직 재생과 상처 치유에 중요한 역할을 합니다. 씹는 힘에 의해 활성화된 이 줄기세포는 뼈와 결합 조직 수리에 필요한 다양한 세포 유형으로 분화되어 뼈 밀도와 성장이 촉진되며, 더 젊게 보이고 호흡을 더 잘 할 수있게 됩니다. 이는 유아기의 모유 수유부터 시작되어 수유에 필요한 씹고 빨아들이는 스트레스는 저작근과 다른 얼굴 근육을 운동시키고, 더 많은 줄기세포 성장, 더 강한 뼈, 그리고 더 뚜렷한 기도를 형성합니다.

후성유전학(Epigenetics)과 에어 웨이 커넥션

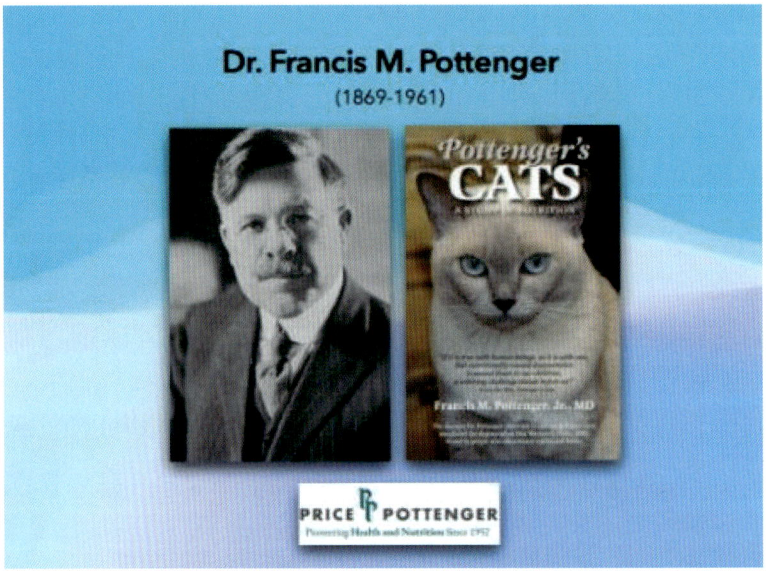

후성유전학자인 프랜시스 포텐저(Francis Pottenger)는 '포텐저의 고양이(Pottenger's Cats)'라는 저서는 고양이에 대한 영양의 영향을 연구하면서 고양이의 부신을 제거하고, 영양적 손상 (nutritional injury)이 실제로 존재했을 때 후속 세대(affect succeeding generations)에 영향을 미칠 수 있다. 라는 것을 증명한 최초의 연구서입니다. *Epigenetics 후성유전학: DNA 염기 서열의 변화 없이 유전자의 기능이 환경, 노화에 의해 변화할 수 있고,다음 세대로 유전될 수 있는 현상을. 연구하는 분야

후성유전학의 개념은 한세대에 영양적 손상을 입으면, 그 손상이 후속 세대인 3세대까지 유전이 되고 그 손상을 극복하려면 9세대가 걸린다는 개념입니다.

이 후성유전학이 에어 웨이 중심 치의학과 무슨 관련이 있을까요?

포텐저 박사의 후성유전학적 개념은 사회의 질환의 변천에 대해 시사하는 바가 큽니다. 포텐저 연구에서 나타난 퇴행성 질환의 동일한 시간표를 적용해 보면, 우리는 3세대와 4세대의 경계에 서 있습니다. 부정교합 치아가 고대에서는 드문 일이었지만, 요즘 대부분의 사람들은 매우 비뚤어진 치아를 가지고 있고, 거의 모든 사람이 어떤 형태건 교정 치료를 필요로 하는 경우가 많습니다. 지치(사랑니)가 맹출할수 있는 공간도 부족한 경우가 대부분 입니다.

현대인의 부정교합 비율

50%	– 70%	– 85%	– 90%
1세대	2세대	3세대	4 세대

즉, 후성유전학(Epigenetic)적으로 말하자면, 우리의 기도가 무너지고 있다는 것입니다. 좁아지고 막힌 기도가 구강 건강 뿐만 아니라 전신에 심각한 영향을 미치고 있습니다. 그리고 세대유전을 하고 있다는 사실입니다.

References

Brearth: The New Science of a Lost Art
2020 by James Nester
Riverhead Books New York

Six-Foot Tiger, Three-Foot Cage:
Take Charge of Your Health by Taking Charge of Your Mouth.
February 24, 2017. by Dr. Felix Liao DDS
CRESCENDO Publishing LLC

Nutrition and Physical Degeneration
March 27, 2013 by Dr. Weston A. Price DDS,
Publisbed by PRICE-POTTENGER NUTRITION FOUNDATION™

Pottengers's CATS, A Study in Nutrition
2012
Dr, Francis M. Pottenger, Jr. MD
The Price-Pottenger Nutrition Foundation

The Jaw Epidemic: Recognition, Origins, Cures, and Prevention
Sandra Kahn, Paul Ehrlich, Marcus Feldman, Robert Sapolsky, Simon Wong
BioScience, Volume 70, Issue 9, September 2020, Pages 759–771,

Your Child and Sleep Disordered Breathing
Alexandris Old Town Dental
2019
Joseph J. Gaudio, DDS & Curtis Marketing Group, Inc

Our Skulls Are Out Evolving Us
A motley crew of scientists argue that our ever-shrinking skulls are wreaking havoc on our well-being
2019
Onezero.medium.com

부록 5장. 산화질소와 치과의사

산화질소(NO, nitric oxide)는 1980년대까지는 환경에 해로운 독성물질로 인식되었다. 산화질소에 관한 논문이 처음 나왔을 때 과학계는 인체 밖에서는 독성가스가, 인체내에서는 중요한 역할을 한다는 사실을 이해하기 쉽지 않았다. 산화질소에 대한 연구논문이 수십만편이 나온 후에야 의사들과 과학자들은 산화질소에 대해 잘 이해하게 되었다.

1992년 산화질소가 Science학술지에 의해 올해의 분자(Molecule of the Year)로 선정된 후 뇌과학, 생리학, 면역학 분야의 과학자들은, 세포들이 어떻게 서로 소통하고 방어하는지를 이해하게 되었다

1998년 Robert Furchgott, Louis Ignarro, Ferid Murad등 3명의 학자들이 산화질소의 심혈관계에 대한 연구로 노벨상을 수상했다. 이후 수많은 과학자들은 단순한 하나의gas가 신체의 거의 모든 주요한 장기와 시스템에 영향을 미친다는 사실에 놀라워했다. 산화질소는 암을 비롯하여 혈압, 심혈관질환, 천식 등 수 많은 질병들의 예방과 치료에 중요한 역할을 한다.

산화질소는 안면부의 비강과 부비동에서 가장 많이 분비되는데,주로 코호흡에 의해 폐로 전달된다.폐에서는 산화질소가 혈관을 확장시켜 산소교환을 극대화하며, 산소가 전신으로 퍼져 나가도록 돕는다. 산화질소의 장점을 강화하기 위해서는 코호흡(Nasal breathing)이 필수적이다.코는 산화질소의 저장소 역할을 한다.
반면에 입으로 호흡하면(Mouth breathing), 산화질소 생성 경로가 차단되기 때문에 산화질소의 혜택을 누릴 수 없다.입으로 호흡하면 공기가 산화질소를 포함하지 않은 채 폐로 들어가게 되고, 이로 인해 산소 흡수 효율이 떨어지고 면역기능 또한 저하된다.

치과의사는 구강장치를 사용하여 비강을 넓힘으로써 입호흡을 코호흡으로 바꿔줄 수 있다.그런 의미에서 치과는 산화질소 분비를 촉진시킬 수 있는 거의 유일한 의학분야인 것이다. 산화질소는 치과의사의 진료영역과 역할을 크게 넓혀 줄 수 있는 잠재성을 갖고 있다.

***치과의사의 산화질소 분비 촉진 역할**

비강확장 → 산화질소증가 → 1) 면역력증진 : 암등 각종 질환예방
(구강장치사용) 2) 혈관 확장 : 고혈압예방
3) 심혈관보호 : 동맥경화, 심장질환예방
4) 기분조절 : 우울증,불안감감소
5) 성기능개선

Paranasal Sinuses

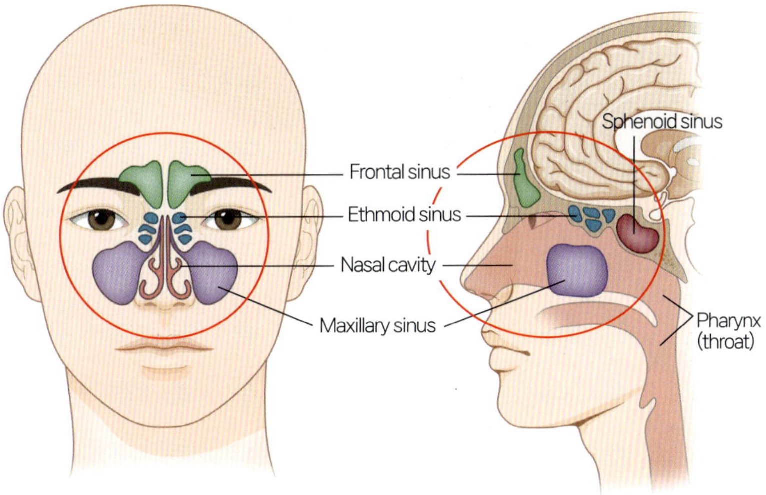

상악골 성장 촉진
상악골 확장

▶

비강, 부비동 체적 증가
(특히, Maxillary Sinus)

▶

코로 숨쉬는 기능 향상

▼

산화질소 생성 증가
(인체에서 산화질소가 가장 많이 생성되는 곳이 부비동)

▼

혈액순환 촉진
산소포화도 증가
면역력 증가
심장, 뇌, 혈관 질환 감소
뇌성장 촉진
키성장 촉진
성인 성기능 향상

Dental and Medical Connection

-Dental Products Report, October 2023-

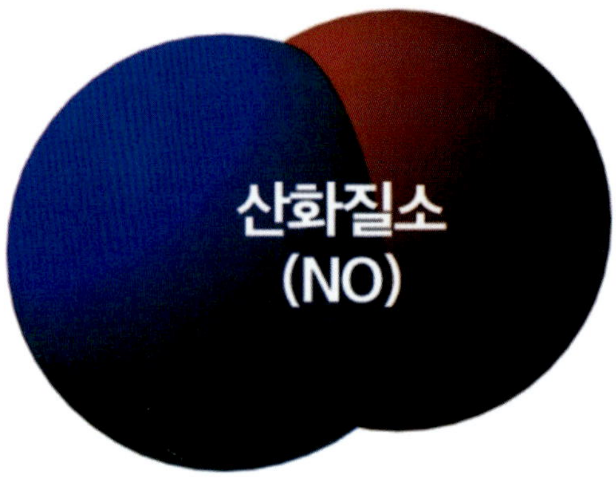

산화질소(NO,Nitric Oxide)가 어떻게 생성되는지 혹은 결핍되는지를 이해하는 것이, 구강과 전신건강의 연결성을 이해하는 것이다.

산화질소는 심혈관계에 미치는 영향으로 1998년에 노벨의학상을 받은 이후 주목받게 되었다. 산화질소는 강력한 혈관확장제이며, 면역체계에서 중요한 역할을 한다.또한 건강에 주요한 요소이며, 산화질소 결핍은 많은 만성질환의 원인이다. 산화질소의 생성은 구강과 밀접한 연관이 있기 때문에, 치과의사들은 이러한 사실을 잘 알아야 하고, 이를 환자들에게 잘 알려주어야 한다.

코호흡이 산화질소 생성을 촉진하기 때문에 치과의사들은 이러한 과학적 배경을 잘 알아야 하고, 이런 산화질소의 역할에 대하여 환자들을 교육할 수 있어야 한다.

산화질소는 심혈관계의 강력한 Signaling molecule로써,산소가 풍부한 혈액을 신체에 공급하고, 혈압을 낮춘다. 산화질소는 혈관확장성(vasodilation)때문에 운동선수의 경기력을 향상시키고, 뇌에 산소가 풍부한 혈액을 공급한다. 반대로 산화질소가 결핍되면 뇌,장기, 손, 발 등에 혈액공급이 감소한다.

산화질소는 줄기세포, Macrophage, T-cell등과 함께 면역계에서 중요한 역할을 한다. 나아가서 산화질소는 뇌에서 뇌세포 전달물질 역할을 한다. 산화질소가 결핍되면 고혈압, 알츠하이머, 발기부전의 원인이 된다.

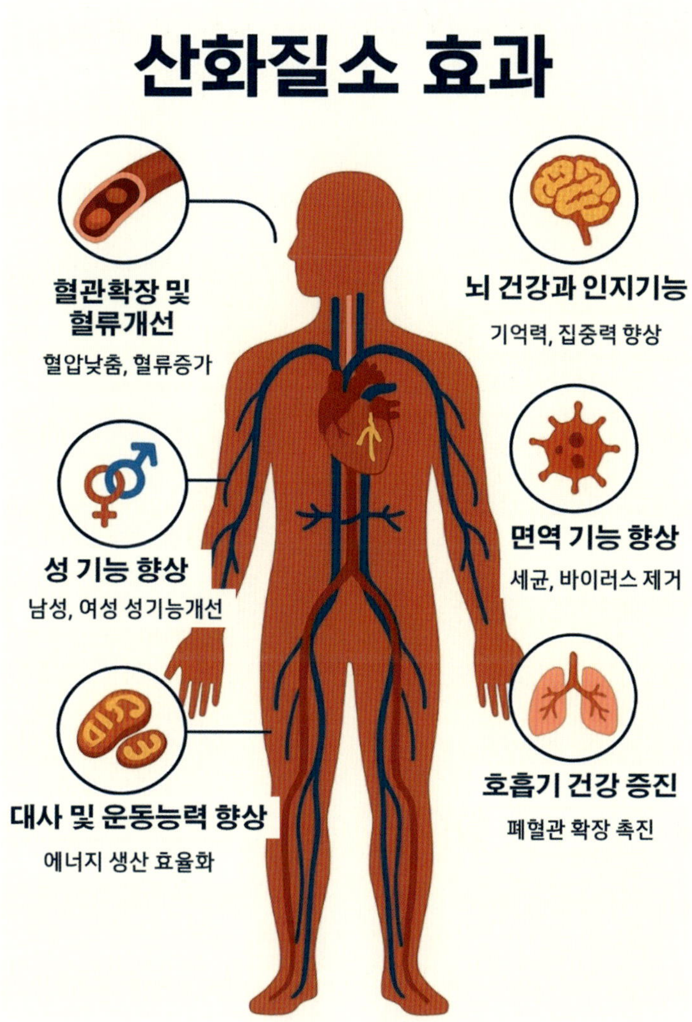

- 혈관확장 : 혈압낮추고, 혈류량 증가
- 동맥에서 항염증 작용
- 혈액응고와 혈관 막힘을 방지

- 면역력강화 : 바이러스와 기생충 박멸
- 호흡개선
- 기억력과 학습능력 증진

- 피부보호
- 소화기능 증진
- 담낭기능 조절

- 산소가 헤모글로빈에 붙었다 떨어지는 것을 조절
- 정상적인 신체기능 유지
- 남성 발기력 촉진